Ein Teil von mir und doch nicht Ich

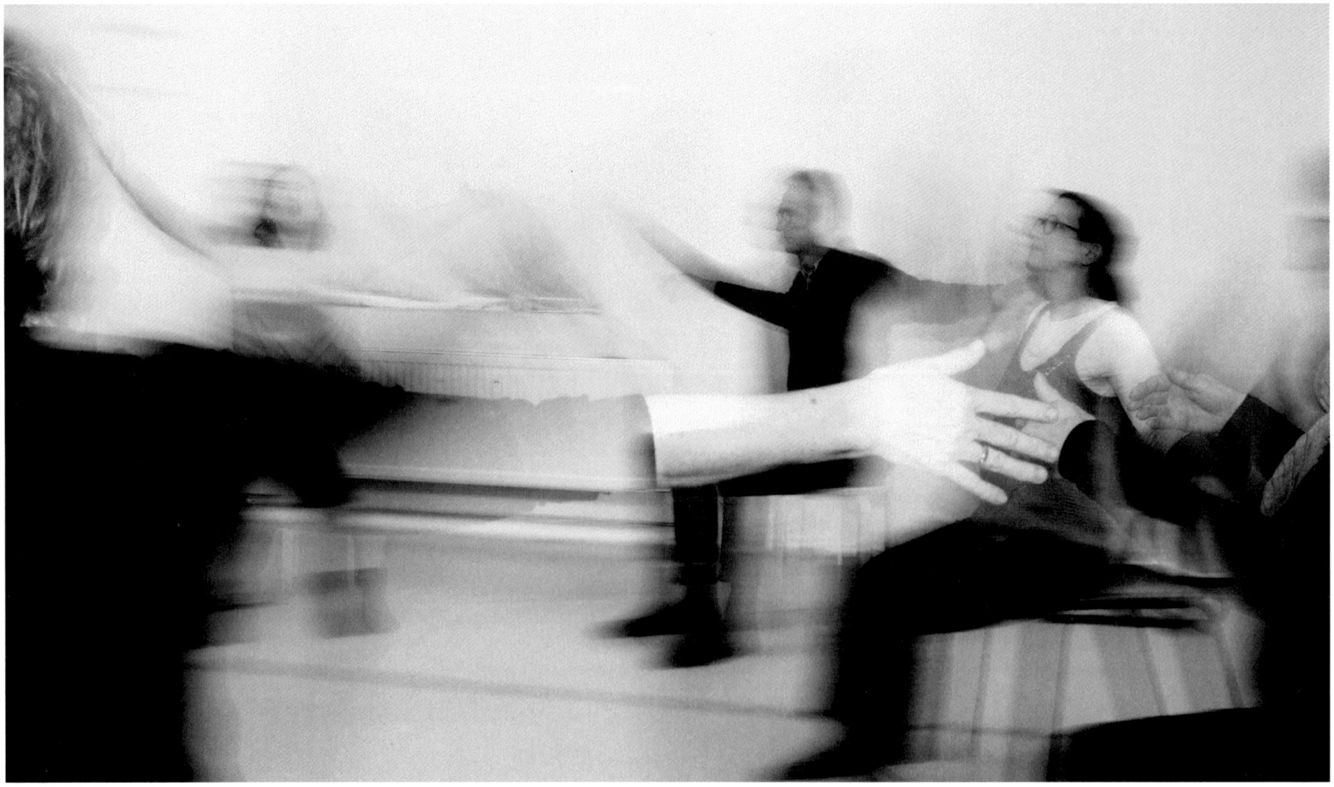

Herausgegeben vom Universitätsklinikum Hamburg-Eppendorf

Dr. Odette Fründt
Sabine Metzger
Martin Weinhold

Ein Teil von mir und doch nicht Ich

Menschen mit Parkinson. Ein Bildband.

HOFFMANN UND CAMPE

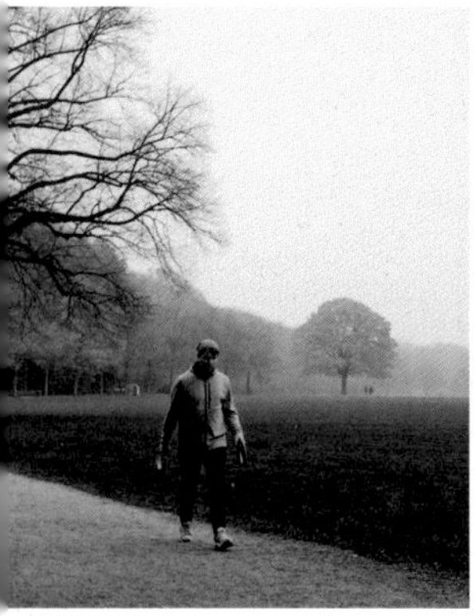
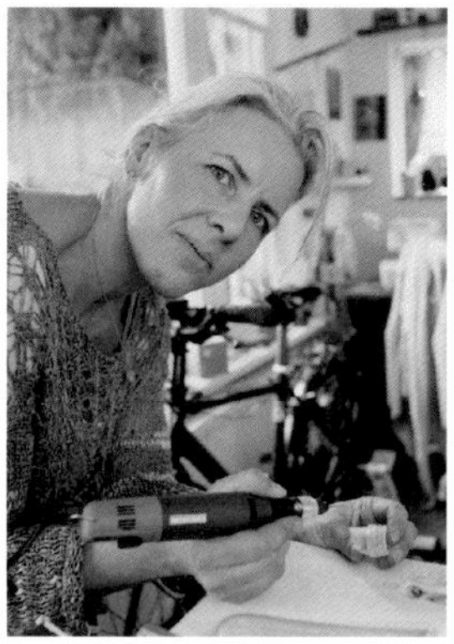
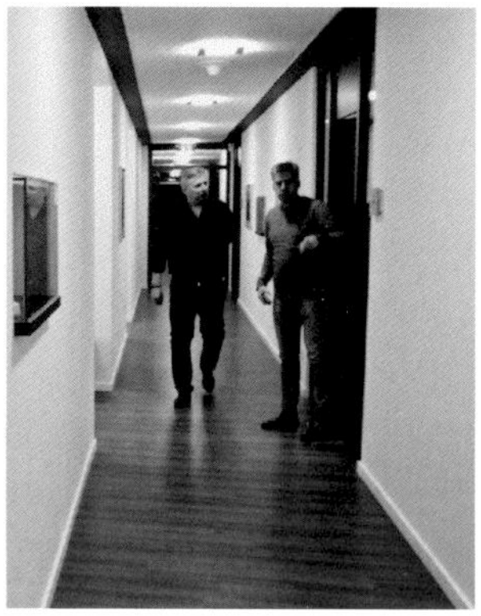
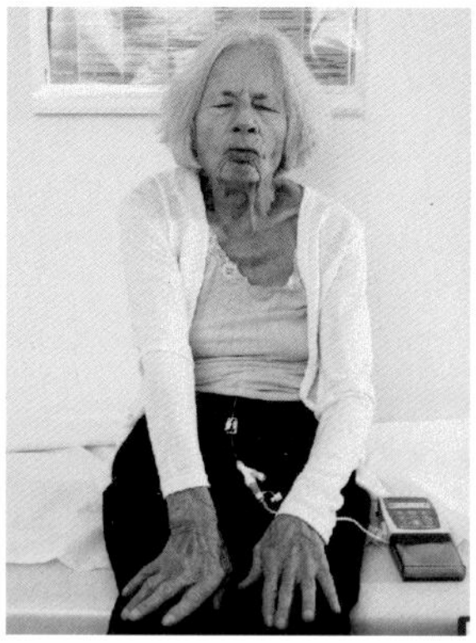
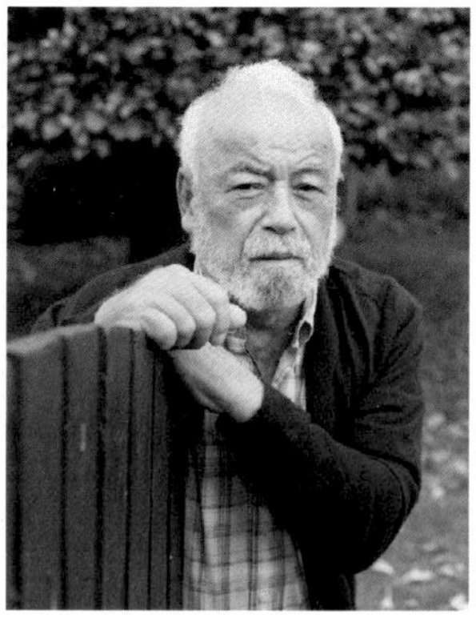
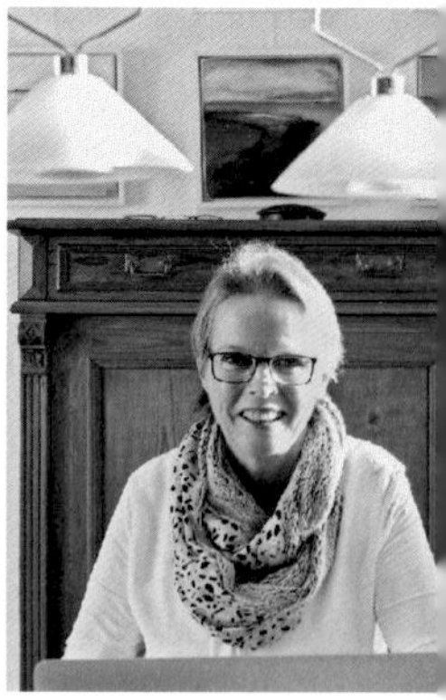

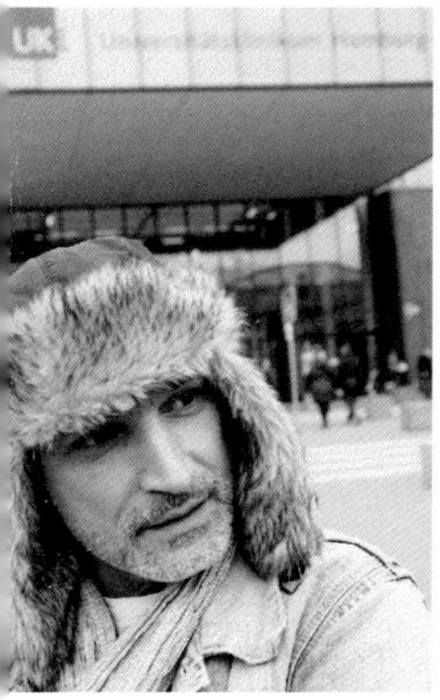

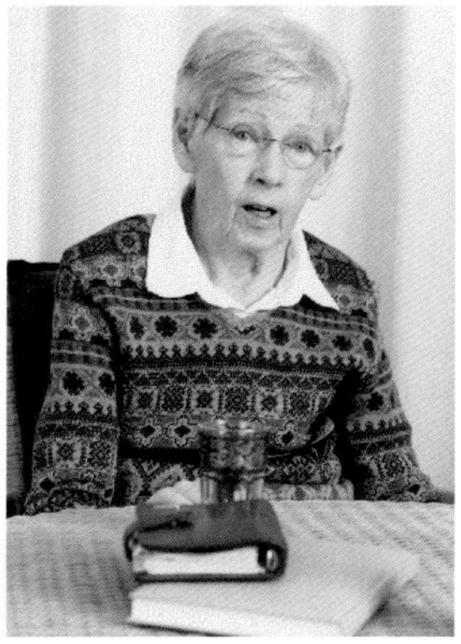
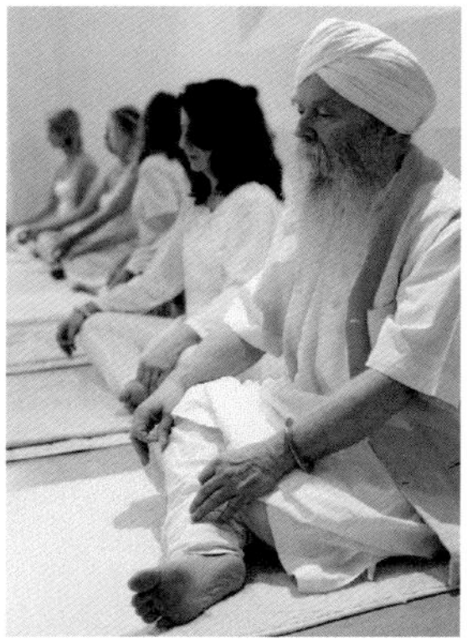
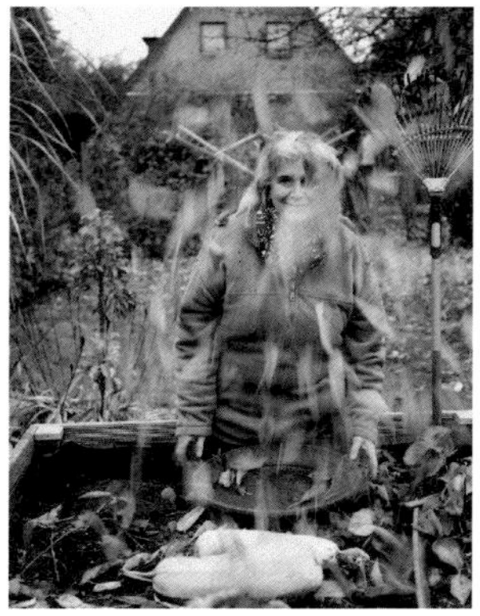
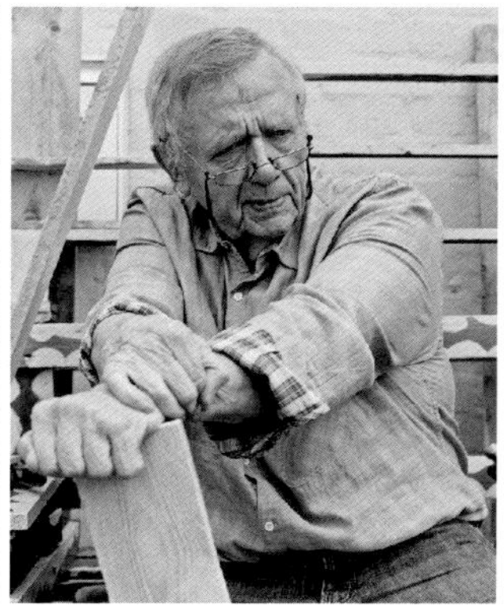
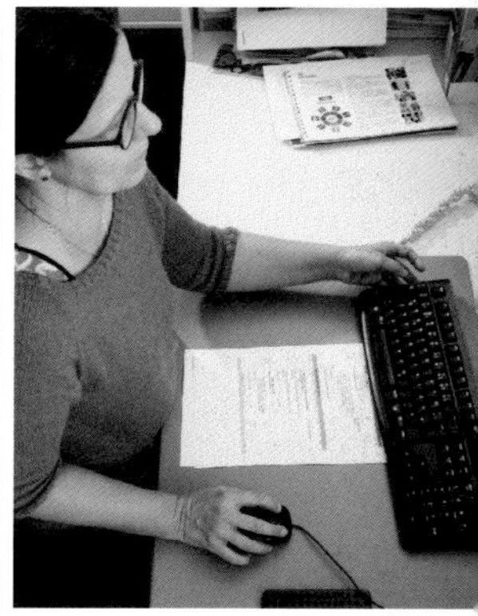

Inhalt

Vorwort

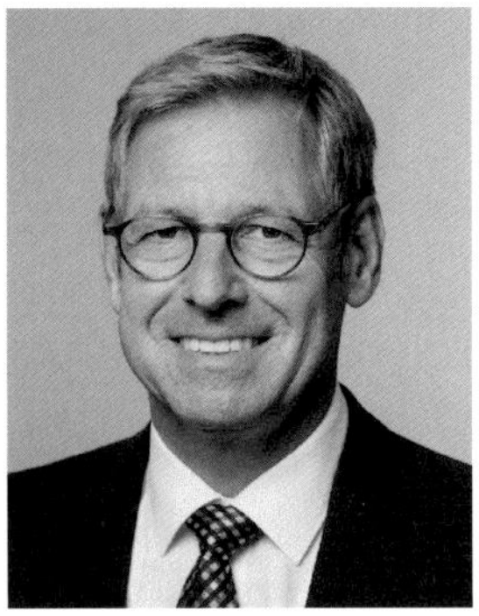

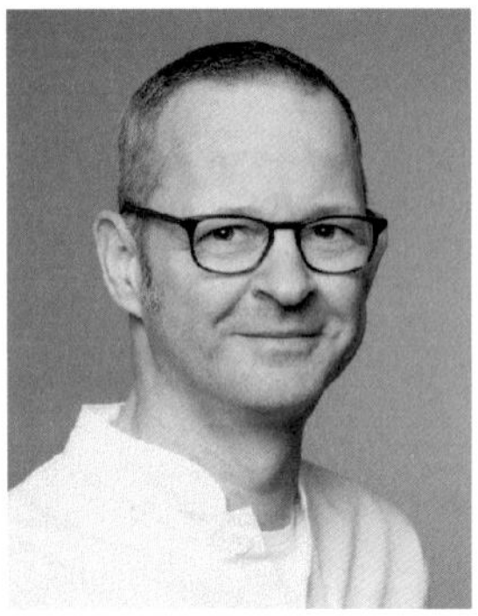

Mit diesem Bildband möchten wir Sie an einer wunderbaren Erfahrung teilhaben lassen, die weit über unseren medizinischen Routinealltag in der Klinik hinausgeht. Im Jahr 2016 wurde die Parkinson-Tagesklinik des Universitätsklinikums Hamburg-Eppendorf (UKE) entwickelt, die als erste Einrichtung dieser Art in Deutschland eine Versorgungslücke zwischen stationärer und ambulanter Behandlung von Parkinson-Patienten schließt und derzeit als einzige Parkinson-Tagesklinik durch den TÜV Rheinland und die Deutsche Parkinson Vereinigung e.V. (dPV) zertifiziert ist. Wir verfolgen einen ganzheitlichen Ansatz, berücksichtigen dabei möglichst alle relevanten Lebensbereiche unserer Patientinnen und Patienten und werden dem heilenden Einfluss der eigenen häuslichen Umgebung durch unser tagesklinisches Konzept gerecht. Dadurch ergeben sich, neben einer stärkeren Fokussierung auf individuelle Symptome und Therapieansätze, mehr Zeit und Raum für das Einbeziehen von Patienten- und Familienbiographien sowie für Zeit zum Zuhören und Verstehen. Auf diese Weise durften wir Zeugen von höchst beeindruckenden Biographien werden und sahen uns nicht selten sprachlos in Anbetracht der positiven, geradezu optimistischen Lebensbilder, die der Krankheit und dem Schicksal trotzen. Dies wollen wir mit diesem Bildband sichtbar machen.

Umsetzbar war dieses Projekt nur durch den besonderen menschlichen und patientenorientierten Einsatz der Mitarbeiterinnen und Mitarbeiter unserer Tagesklinik, weit über ihre eigentlichen klinischen Aufgaben hinaus. Ein besonders großer Dank gilt hier Frau Dr. Fründt für ihren schöpferischen Blick über den Tellerrand hinaus und ihr feines Patientengespür, gepaart mit medizinischem Fachwissen. Ihr ist es zudem gelungen, viele weitere Menschen für dieses Projekt zu begeistern. Ein großes Dankeschön gilt den Personen und Unternehmen, die an die Idee geglaubt und uns die finanziellen Mittel für die Umsetzung zur Verfügung gestellt haben. Unseren größten Respekt und herzlichsten Dank möchten wir an die Patientinnen und Patienten richten, die an diesem Bildband mitgewirkt haben und sich mutig unseren Fragen und der besonders intimen Situation des Fotoshootings gestellt haben, auch im eigenen Zuhause. Nur durch ihren Einsatz und ihre Energie konnten so wundervolle Porträts von einzigartigen Menschen entstehen.

Prof. Dr. Christian Gerloff
Direktor Klinik und Poliklinik für Neurologie

Prof. Dr. Carsten Buhmann
Leiter der Parkinson-Tagesklinik
Klinik und Poliklinik für Neurologie

Vorwort

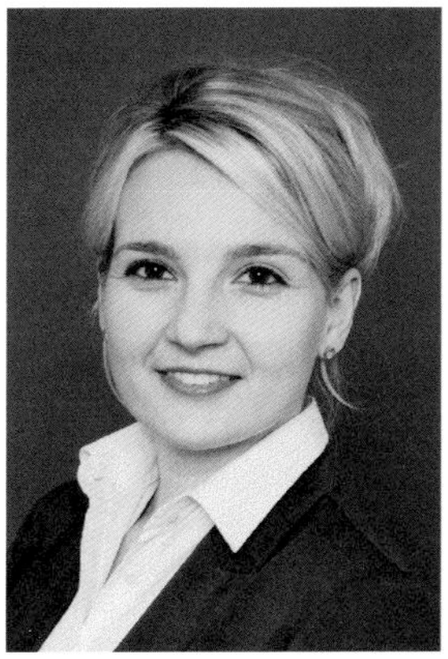

Im Rahmen meiner Tätigkeit als Ärztin in der Parkinson-Tagesklinik am UKE begegnen mir gehäuft Menschen, die sich von „Mister Parkinson" nicht unterkriegen lassen und sich diesem mit viel Energie, Kraft, Kreativität und Kampfgeist entgegenstellen. Immer wieder bin ich beeindruckt von den starken Kontrasten, die die Erkrankung hervorruft, insbesondere im Rahmen der Wirkschwankungen der Medikamente. Eine unter Medikation scheinbar unauffällige Körperhaltung und Bewegung wandelt sich in eine schwere, vornübergebeugte Haltung und ein „schlurfiges", verlangsamtes Gangbild, sobald die Wirkung der Medikamente nachlässt. Ein ohne Pharmaka sehr starres, maskenhaftes Gesicht erblüht sichtlich unter dem Einfluss von Dopamin. Patienten, die ohne Einfluss der Therapeutika auf Hilfe anderer angewiesen sind, können nach Wirkeintritt der Medikation ihren heißgeliebten Hobbys nachgehen. Scheinbar lässt Dopamin auch die Kreativität unserer Patienten erblühen. Schon länger hatte ich den Wunsch, diese Besonderheiten fotografisch festzuhalten und die individuellen Persönlichkeiten hinter der Erkrankung in den Vordergrund zu stellen.

Durch einen glücklichen Zufall lernten Beate Schönwald, unsere Parkinson-Nurse, und ich während einer Bahnfahrt vom Neurologen-Kongress in Leipzig zurück nach Hamburg am Abteiltisch den Profi-Fotografen Martin Weinhold kennen. Nach Sichtung seiner bisherigen Werke und einem stundenlangen Ideenaustausch entstand der Gedanke, im Rahmen eines Schwarz-Weiß-Bildbandes die vielen Facetten darzustellen, aber insbesondere auch die vielen positiven Lebenswege trotz der Erkrankung aufzuzeigen und Parkinson-Patienten zu porträtieren als eben jene individuellen, wundervollen Menschen mit verschiedenen, interessanten Lebensentwürfen, Wünschen und Zielen. Dadurch wollen wir das Stigma der Parkinson-Erkrankung reduzieren und anderen Betroffenen Hoffnung geben. Die hier vorgestellten Personen zeigen, dass man trotz der Erkrankung – auch dank der heutzutage guten, zahlreichen und individuell ausgerichteten Therapieoptionen – ein zufriedenes, erfülltes, vielfältiges Leben führen kann. Ein herzliches Dankeschön an alle Beteiligten für die fruchtbare Zusammenarbeit. Durch Herrn Weinhold konnten wir einen leidenschaftlichen Fotografen mit unvergleichlichem, ästhetischem Blick für Persönlichkeiten gewinnen, der in seinen Werken das Menschliche hinter der Erkrankung optimal visuell einfangen konnte. Frau Metzger vervollständigte das Team perfekt durch ihr Organisationstalent, ihre Begeisterungsfähigkeit, ihre Wortgewandtheit, inhaltliche Tiefe und Liebe zum Detail beim Interview und der Textgestaltung. Insbesondere den Patienten möchte ich danken für ihre Teilnahmebereitschaft, Offenheit, ihren Mut und ihre unerschöpfliche Energie!

Dr. Odette Fründt
Ärztin in der Parkinson-Tagesklinik
Klinik und Poliklinik für Neurologie

Dr. med. Odette Fründt

Medizinische Einführung

In der Ambulanz und Tagesklinik am UKE behandeln wir über 1.000 verschiedene Parkinson-Patienten[1] pro Jahr. „Ein Teil von mir und doch nicht Ich" – so oder ähnlich beschreiben viele von ihnen das Verhältnis zu ihrer Parkinson-Erkrankung, die trotz aller Versuche der Krankheitsverarbeitung und -akzeptanz wohl immer ein „fremder Lebensbegleiter" bleibt.

Mit „Parkinson" verbinden viele Menschen den Begriff der „Schüttellähmung", also eine Erkrankung, die mit Zittern einer oder mehrerer Extremitäten einhergeht. Prominente Beispiele von Menschen, die ihr Zittern nicht verstecken und damit offen umgehen, sind z. B. Muhammad Ali, Michael J. Fox oder Frank Elsner. Doch auch zahlreiche andere Symptome prägen die Erkrankung. Sie wurden erstmalig im Jahr 1817 durch den britischen Arzt und späteren Namensgeber der Krankheit, James Parkinson, beschrieben. Unter dem Begriff „Parkinson-Syndrom" versteht man zunächst einmal das Auftreten von typischen Kernsymptomen wie Zittern, Verlangsamung der Bewegungsabläufe, Muskelsteifigkeit sowie Gang-, Gleichgewichts- oder Haltungsstörungen, ohne dass sich daraus Rückschlüsse auf die Ätiologie der Symptome ziehen lassen. In 75 % der Fälle ist die Ursache jedoch der klassische „Morbus Parkinson" oder synonym das „idiopathische Parkinson-Syndrom". Alle hier im Bildband vorgestellten Patienten erhielten diese Diagnose, weswegen der Fokus im Folgenden nur hierauf liegen soll.

Häufigkeit und Ursachen

Weltweit sind laut der Deutschen Gesellschaft für Parkinson und Bewegungsstörungen rund 6 Mio. Menschen am Morbus Parkinson erkrankt, in Deutschland ca. 400.000 Patienten und Hamburg zählt ca. 9000 Betroffene, wobei das Erkrankungsrisiko für Männer höher liegt (2,0 %) als für Frauen (1,3 %)[2]. Es handelt sich klassischerweise um eine Erkrankung der Altersgruppe der Über-60-Jährigen. Nur sehr selten tritt Parkinson bereits vor dem 40. Lebensjahr auf. Insgesamt steigt die Krankheitshäufigkeit auch auf Grund der gesellschaftlichen Entwicklung jährlich, sodass davon ausgegangen wird, dass sich die Patientenzahlen bis zum Jahr 2030 nahezu verdoppeln werden.

In den 1960er-Jahren wurde nachgewiesen, dass dem Morbus Parkinson ein Mangel des Botenstoffs Dopamin in den Nervenzellen der so genannten Schwarzen Substanz (Substantia nigra) des Mittelhirns zugrunde liegt. Dieser Mangel ist bedingt durch einen Untergang (Degeneration) der Nervenzellen, die das Dopamin im Gehirn produzieren. Man weiß heute, dass diese Degeneration durch fehlerhaft gefaltete Ansammlungen des körpereigenen Eiweißes alpha-Synuklein gekennzeichnet ist. Der degenerative Prozess weitet sich im Krankheitsverlauf vom Mittelhirn auf Areale des Großhirns aus. Die betroffenen Hirnregionen sind in Schaltkreise eingebunden, die Signale zur Ausführung von Bewegungen („Motorik"), aber auch nicht-motorischen Funktionen wie Handlungsplanung, Stimmung und Gedächtnis vermitteln. Deshalb ist die Parkinson-Erkrankung mehr als eine reine Bewegungsstörung und muss eher als neuro-psychiatrische Erkrankung gesehen werden. Heutzutage weiß man jedoch, dass zum Zeitpunkt des Auftretens der ersten motorischen Symptome bereits 50 -70 % der dopaminergen Nervenzellen in der Substantia nigra zerstört sind und dass sich Eiweißablagerungen und Degeneration schon viele Jahre vorher bereits in anderen Bereichen des Körpers finden lassen, z. B. im Riechkolben (Bulbus olfactorius) oder dem Darmwandnervensystem (enterisches Nervensystem). Es wird vermutet, dass sich die pathologischen Veränderungen von dort über direkte Nervenverbindungen (N. olfactorius und N. vagus) wie auf einer Steigleiter bis in das Gehirn ausbreiten[3]. Dieses Ausbreitungsmuster würde auch erklären, dass bereits viele Jahre vor den motorischen Problemen andere Frühsymptome wie z. B. Riechstörungen oder Verstopfung bei träger Darmtätigkeit auftreten. Die genaue Ursache der Degeneration und deren Ausbreitungsmechanismen sind aber bisher nicht sicher geklärt. Man vermutet diverse Einflussfaktoren wie z. B. eine genetische Prädisposition, Umweltfaktoren (u. a. Pestizide), Veränderungen in der Immunabwehr oder ein verändertes Mikrobiom des Darms.

Symptome

Die im Folgenden beschriebenen Symptome können bei jedem Patienten in sehr individuellen Kombinationen auftreten. Neben den motorischen und nicht-motorischen Problemen als Ausdruck der Hirnfunktionsstörung können noch zahlreiche andere Organsysteme betroffen sein wie z. B. der Magen-Darm-Trakt, die Augen oder die Harnblase, sodass es sich somit eher um eine Ganzkörpererkrankung handelt.

Das klassische Leitsymptom des idiopathischen Parkinsons ist in erster Linie die so genannte „Brady- oder Akinese". Darunter versteht man eine allgemeine Verlangsamung von Bewegungsabläufen sowie Minderbewegung mit Verkleinerung des Bewegungsausmaßes. Diese beginnt klassischerweise einseitig und wird z. B. durch einen verminderten Mitschwung eines Armes, durch ein kleiner werdendes Schriftbild („Mikrographie") oder eine reduzierte Schrittlänge teils mit Schlurfen eines Beines deutlich. Die Akinese kann zudem an drei weitere Hauptsymptome gekoppelt sein: an das Zittern vor allem der entspannten Extremität („Ruhetremor"), an Muskelsteifigkeit mit wachsartig erhöhtem Widerstand beim Versuch, die Muskeln passiv zu bewegen („Rigor") sowie – meist später im Verlauf – an Gang- und Gleichgewichtsstörungen. Auch ein starrer Gesichtsausdruck mit einer verminderten Mimik („Hypomimie") kann auf Parkinson hinweisen. Dies wird von Außenstehenden oft fälschlicherweise als ein unfreundliches Gesicht empfunden. Viele Patienten haben eine Haltungsstörung mit einem nach vorn gebeugten Oberkörper, im Extremfall als „Kamptokormie" bezeichnet, oder ein kleinschrittiges, oft beschleunigtes Gangbild. Es können zudem Bewegungsblockaden auftreten: Die Erkrankten haben z. B. Starthemmungen beim Gehen oder „frieren" plötzlich und unvorhersehbar mitten in ihren Bewegungen ein. Dieses so genannte „Freezing" tritt oft bei Drehungen, Hindernissen oder an Engstellen wie z. B. Türrahmen auf. Es lässt sich meist erst nach einigen Sekunden spontan oder mit Hilfe von Außenreizen wie z. B. in die Hände klatschen oder zählen, überwinden. Auch das Sprechen kann beeinträchtigt sein, was sich vor allem durch eine leise Sprechweise mit teils verwaschen-nuscheliger Artikulation äußert. Einige Patienten beklagen Probleme beim Schlucken oder leiden unter vermehrtem Speichelfluss.

Neben diesen motorischen Symptomen treten bei bis zu 77 % der Patienten auch nicht-motorische Symptome auf[4]. Diese schränken den Alltag der Erkrankten stark ein, finden jedoch bisher oft weniger Beachtung bei Patienten und Fachpersonal. Dazu zählen z. B. Schlafstörungen mit im Schlaf auftretenden Lautäußerungen und/oder starken Bewegungen bis hin zum Um-sich-Schlagen; Blasenstörungen mit Harndrang und häufigem nächtlichen Wasserlassen; Fehlfunktionen des gesamten Gastrointestinaltraktes; andere autonome Symptome wie vermehrtes Schwitzen, sexuelle Dysfunktionen oder Kreislaufprobleme insbesondere nach dem Aufstehen („orthostatische Dysregulation"); Schmerzen und Sehstörungen (z. B. Verschwommensehen oder Doppelbilder). Letztlich stellen auch neuropsychiatrische Symptome wie Stimmungsschwankungen, Depressionen, Ängste und Apathie bis hin zu Gedächtnispro-

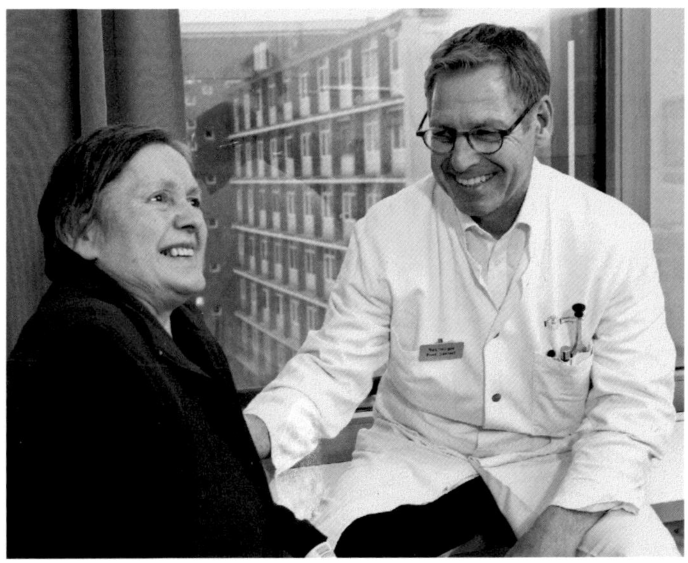

Der Klinikdirektor Prof. Dr. C. Gerloff im Anamnesegespräch mit einer Patientin in der Klinik & Poliklinik für Neurologie des UKE.

blemen im Sinne einer Demenz sowie Trugwahrnehmungen und Halluzinationen eine große Belastung für Patienten und deren Angehörige dar.

Patienten und Angehörige sollten daher stets ausführlich über die Vielfalt der möglichen Symptome aufgeklärt und dazu ermutigt werden, diese dem medizinischem Personal gegenüber zu erwähnen, da diese Probleme ebenfalls therapeutisch angegangen werden können. Auch eine enge Einbindung der Angehörigen in die Behandlung ist essentiell, da manche Symptome durch den Patienten selbst möglicherweise nicht wahrgenommen werden.

Therapie & Ausblick

Heutzutage existiert eine recht breite Therapielandschaft für den Morbus Parkinson. Bisherige Therapieansätze wirken jedoch rein symptomatisch, sie sorgen lediglich für eine Verbesserung der Parkinson-Beschwerden. Ein Stoppen der Erkrankung oder gar eine Heilung sind bisher nicht möglich. Basis der medikamentösen Therapie stellt der Ersatz des fehlenden Dopamins dar. Grundsätzlich gilt: Je früher die Diagnose gestellt und eine Therapie begonnen wird, desto besser ist die Lebensqualität und desto größer ist die Chance, den Krankheitsverlauf günstig zu beeinflussen, d. h. deren Fortschreiten zu bremsen. So kann den Betroffenen möglichst lange ein aktives Leben ermöglicht werden.

1 Medikamentöse Therapie

Sowohl für die motorischen als auch nicht-motorischen Symptome stehen diverse medikamentöse Therapieoptionen zur Verfügung. Im Folgenden soll jedoch der Fokus auf die zwei Hauptgruppen der Präparate zur Behandlung vorrangig der motorischen Symptome des Parkinsons gelegt werden: das Levodopa (L-Dopa) sowie die Dopaminagonisten. Die meisten Patienten sprechen zu Beginn der Therapie sehr gut auf diese beiden Substanzgruppen an, können sich oftmals nach Beginn der Therapie als nahezu „beschwerdefrei" erleben und ihr Leben zunächst wieder normal gestalten und fortführen. Dieser Abschnitt der Erkrankung wird medizinisch als „Honeymoon-Periode" bezeichnet und ist oft von einer Art Euphorie über den Erfolg der Therapie geprägt.

Der älteste und bisher effizienteste Wirkstoff ist das L-Dopa, eine chemisch hergestellte Vorstufe des Dopamins, das im Gehirn in seine aktive Form umgewandelt wird. Es ist – je nach Präparat – relativ schnell wirksam (nach ca. 15-30 min) und zeigt im Vergleich zu den sonstigen Therapeutika ein eher geringes Nebenwirkungsprofil. Es kann jedoch zu Übelkeit, Erbrechen, Durchfall, Blutdrucksenkung und selten auch Halluzinationen führen. Zudem hat man festgestellt, dass eiweißreiche Ernährung einen negativen Einfluss auf die Absorption der Medikation aus dem Darm ins Blut hat und den Effekt des L-Dopa mindern kann.

Auf Grund der kurzen Halbwertzeit des L-Dopa muss dieses mehrfach am Tag eingenommen werden. Da dadurch unter anderem die Nervenzellen nur stoßweise dopaminerg stimuliert werden, besteht jedoch die Gefahr, dass bei langjähriger Anwendung so genannte Wirkschwankungen auftreten. Die Einnahmeintervalle der Tabletten werden kürzer, die Einnahmezeiten häufiger. Es kommt einerseits zu unwillkürlichen, teils stark schleudernden, ausfahrenden Überbewegungen („Dyskinesien"), ausgelöst durch die überschießende Wirkung des L-Dopa und andererseits zu einem raschen Verpuffen des Medikamenten-Effekts mit teils abrupter Rückkehr der Symptome („Off-Phasen"). Um diese Wirkschwankungen zu vermeiden und unter dem Medikamenteneffekt möglichst kontinuierlich gut beweglich zu sein („On-Phasen"), müssen Parkinson-Patienten oft penibel genau ihre Einnahmezeiten einhalten. Das regelmäßige Führen eines Bewegungsprotokolls mit Notieren der Wirkschwankungen hilft dem behandelnden Arzt, die Problematik zu erkennen.

Die Wirkschwankungen treten vor allem bei höheren Dosierungen des L-Dopa- sowie eher bei jungen und leichtgewichtigen Patienten auf. Daher gilt grob die Empfehlung, das L-Dopa eher bei Patienten einzusetzen, die über 70 Jahre alt sind. Bei jüngeren Patienten sollte man zu Beginn der Erkrankung auf andere Therapeutika, wie vor allem die Dopaminagonisten, zurückgreifen. Zum Einsparen und zur Wirkoptimierung des im Verlauf dann regelhaft notwendigen L-Dopa werden zusätzlich andere Präparate wie z. B. COMT- oder MAO-B-Hemmer oder Safinamid eingesetzt. Weitere Therapieoptionen sind Amantadin oder Anticholinergika. Die nach L-Dopas effektivsten Dopaminagonisten ahmen durch eine strukturelle Ähnlichkeit die Wirkung des Dopamins im Gehirn nach und weisen eine längere Halbwertzeite auf. Dadurch sinkt die Gefahr der Wirkschwankungen. Obwohl die Präparate im Allgemeinen gut vertragen werden, kann es neben Übelkeit, Erbrechen und Kreislaufproblemen in seltenen Fällen zu Tagesmüdigkeit mit plötzlichen Schlafattacken oder zu Halluzinationen kommen. Die Medikamente können auch Verhaltensänderungen auslösen. Typisch sind hier so genannte Impulskontrollstörungen wie z. B. unkontrollierbare Essattacken, Spielsucht, Kaufzwang oder Hypersexualität. Hier ist eine umfassende Aufklärung der Patienten und deren Angehörigen wichtig.

Außerdem kann – sowohl bei den Dopaminagonisten als auch beim L-Dopa – das so genannte "Punding" auftreten. Darunter versteht man das stereotype, in der Regel sinnlose Wiederholen von nicht zielorientierten Handlungen, wie z. B. das Ein- und Aussortieren von Gegenständen oder das Auseinander- oder Umbauen von technischen Geräten, oft mit insuffizientem Ergebnis. Schließlich gibt es auch Patienten, die im Rahmen des „Dopamin-Dysregulationssyndroms", das ebenfalls bei beiden Substanzklassen auftreten kann, eine übermäßige, unkontrollierte Medikamenten-Einnahme zeigen.

Neben diesen negativen Auswirkungen wird hingegen gehäuft auch vom positiven Effekt des Dopamins auf die Kreativität der Patienten berichtet, die sich – teils auch ohne vorheriges Interesse dafür – unter Therapie gehäuft dem Malen, Holzarbeiten oder der Gartenarbeit widmen [5].

Seit März 2017 ist zudem Cannabis in der Behandlung von schwerwiegend Erkrankten, so auch Parkinson-Patienten, zugelassen, wenn andere Therapien versagen. Trotzdem existieren bisher nur wenige, teils widersprüchliche Daten zur Wirksamkeit des Cannabis auf die Parkinson-Symptome. Daher sollte dies Substanz mit Vorsicht und nur in gut begründeten Fällen eingesetzt werden.

2 Weiterführende Therapieoptionen

Wenn die medikamentösen Möglichkeiten ausgeschöpft sind, es Gegenanzeigen (Kontraindikationen) gibt oder die Nebenwirkungen der Medikamente zu stark sind, kann über weiterführende Therapiemaßnahmen entschieden werden:

Zum Überbrücken von Off-Phasen mit abrupter Verschlechterung der Beweglichkeit kann beispielsweise ein Apomorphin-Pen eingesetzt werden. Apomorphin ist der am stärksten wirksame Dopaminagonist. Er wird subkutan durch eine Injektion unter die Haut verabreicht und führt in der Regel innerhalb einiger Minuten zu einer verbesserten Beweglichkeit. Apomorphin hat allerdings einen stark blutdrucksenkenden Effekt. Zudem besteht die erhöhte Gefahr, dass Nebenwirkungen wie Erbrechen, Müdigkeit, Schwitzen, Kreislaufprobleme bis hin zur Ohnmacht oder Atemreduktion auftreten. Daher muss der therapeutische Effekt zunächst in der Klinik unter medizinischer

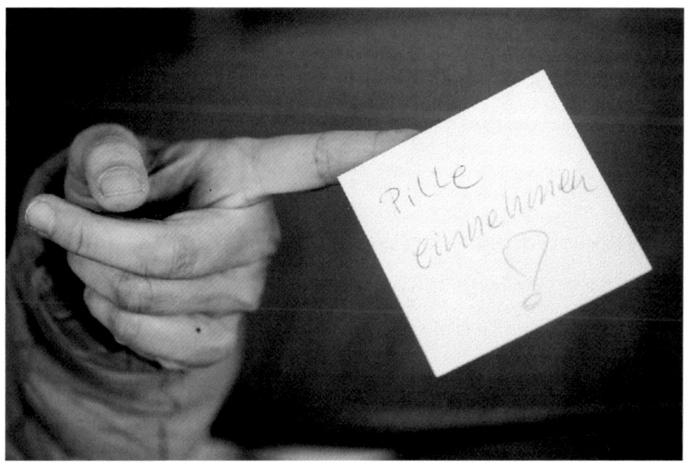

Viele Parkinson-Patienten müssen ihre Anti-Parkinson-Medikamente penibel genau einnehmen, um Wirkschwankungen und damit v. a. eine akute Verschlechterung der Beweglichkeit zu vermeiden.

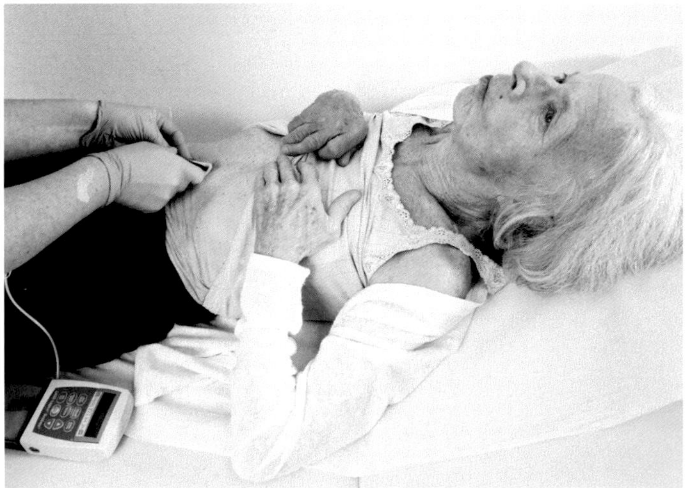

Unsere Patientin Heidi Büttner mit einer Duodopa®-Pumpe.

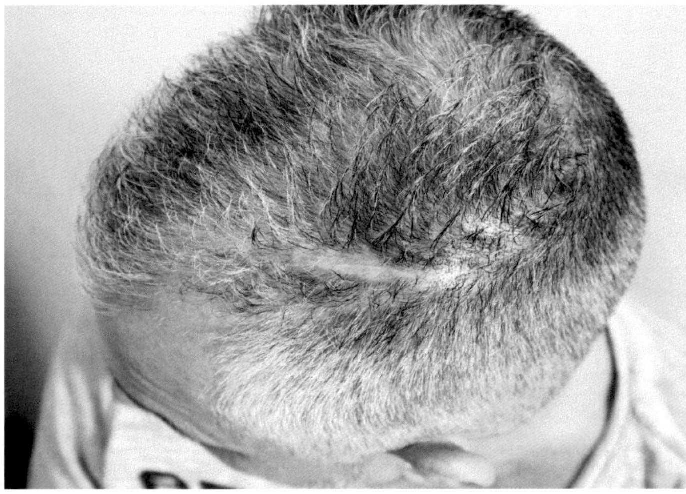

Unser Patient Maik Gühmann nach seiner THS-OP mit nur noch geringfügig sichtbaren Narben am Kopf.

Beobachtung ausgetestet werden. Besonders dann, wenn die Phasen mit schlechter Beweglichkeit häufig am Tag auftreten, ist die Apomorphin-Pumpe eine geeignete Therapieoption. Ähnlich wie bei einer Insulinpumpe bei Diabetikern wird hier eine subkutane Nadel mittels eines Pflasters in der Haut befestigt und mit einer Pumpe verbunden. Das Apomorphin wird dann kontinuierlich mit einer individuell angepassten Applikationsrate abgegeben. Das ermöglicht einen konstanten Wirkspiegel und eine stabilere Beweglichkeit über den Tag.
Alternativ steht die Duodopa®-Pumpe zur Verfügung. Diese befördert das L-Dopa in Form eines Gels direkt an seinen Bestimmungsort im Darm. Dazu wird bei einem kleinen endoskopischen Eingriff unter Narkose über die Bauchdecke ein Zugang in den Magen-Darm-Trakt gelegt. Diese Pumpe ermöglicht ebenfalls eine kontinuierliche Abgabe und gleichmäßige Wirksamkeit des Wirkstoffes, hier L-Dopa. Sie wird vor allem älteren Patienten mit fortgeschrittenem Parkinson und diversen Begleiterkrankungen wie Herz-Kreislaufproblemen empfohlen.

Seit den späten 1980er-Jahren hat sich zudem die Tiefe Hirnstimulation (THS) als Behandlungsmethode bei Parkinson fest etabliert. Bisher haben bereits mehr als 150.000 Erkrankte weltweit einen so genannten „Hirnschrittmacher" erhalten. Dem Patienten werden über zwei kleine Bohrlöcher in der Schädeldecke zwei Elektroden in bestimmte Kerngebiete in die „Tiefe des Gehirns", in der Regel in den Nucleus subthalamicus, implantiert. Über diese Elektroden erfolgt dann eine hochfrequente Stimulation des Gehirns. So werden die fehlerhaften motorischen Schaltkreise bei Parkinson moduliert. Dies führt z. B. zu einer verbesserten Beweglichkeit, Abnahme der Steifigkeit oder des Zitterns. Die Operation muss nicht unter Vollnarkose stattfinden, sie kann auch im relativem Wachzustand (leichtem „Dämmerschlaf") durchgeführt werden. Das hat den Vorteil, dass der Patient während der OP „mitarbeiten" kann und die Mediziner direkt feststellten können, ob die Symptome wie beispielsweise das Zittern auf die Stimulation ansprechen. So kann schon im Operationssaal festgestellt werden, ob die Elektroden optimal platziert sind. In der Weiterbehandlung nach der Operation kann der behandelnde Arzt dann später mittels eines externen Gerätes diverse THS-Einstellungen vornehmen, um die individuellen Beschwerden des Patienten zu beheben. Zudem ermöglicht ein Handgerät dem Patienten, innerhalb von durch den Arzt festgelegten Grenzwerten selbst kleine Anpassungen der Stimulation vorzunehmen. So kann er beispielsweise die Stromstärke erhöhen, um seine Parkinson-Symptome zu reduzieren.
Die THS erweist sich als besonders wirksam bei Patienten, die gut auf Dopaminergika wie L-Dopa ansprechen. Früher dachte man, dass insbesondere Patienten mit fortgeschrittenem Parkinson von dieser Therapiemaßnahme profitieren. Die vielbeachtete

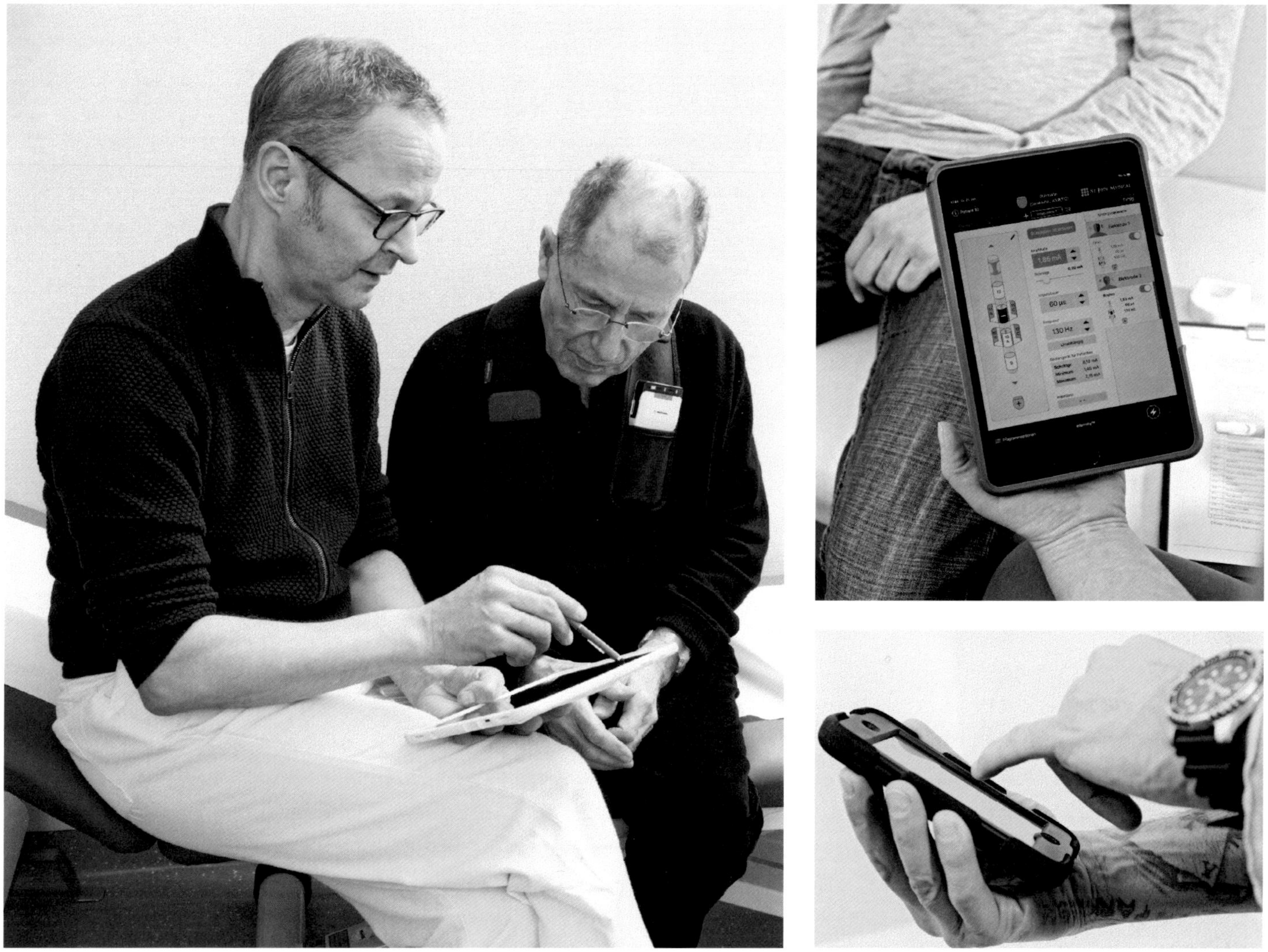

Prof. Dr. C. Buhmann, der Leiter der Parkinson-Tagesklinik, nimmt bei einem Patienten mittels eines externen Gerätes die THS-Einstellungen vor und passt diese individuell an die jeweiligen klinischen Symptome an. Der Patienten erhält ein Handgerät, um z. B. verschiedene Programme mit unterschiedlichen Einstellungen zu testen und zu vergleichen.

Earlystim-Studie konnte jedoch zeigen, dass auch junge (im Durchschnitt 52 Jahre) und noch nicht so lang erkrankte Patienten (im Durchschnitt 7,5 Jahre) eine verbesserte Beweglichkeit zeigten und von einer gesteigerten Lebensqualität berichteten. Zudem nahmen die Wirkschwankungen und die medikamentösen Nebenwirkungen[6] ab, da durch die THS häufig eine Reduktion der Medikation um mehr als 30 % möglich ist. Potentielle Nebenwirkungen der THS-Therapie ergeben sich aus der Nähe der Elektroden zu anderen Hirnregionen und Nervenbahnen. Vor allem Sprechstörungen mit verwaschener, undeutlicher Sprechweise, Missempfindungen (z. B. Wahrnehmung von Kribbeln einer Extremität) oder Muskelverkrampfungen von Gesicht und Extremitäten stellen mögliche Nebenwirkungen dar, die durch ein Ausschalten oder Umprogrammieren der THS jedoch reversibel sind. Selten können auch Verhaltensänderungen, Stimmungsschwankungen oder Gedächtnisprobleme ausgelöst werden, weswegen vorab in einem stationären Aufenthalt eine detaillierte Untersuchung zum Ausschluss von Kontraindikationen wie insbesondere Demenz oder schwere Depression erfolgt.

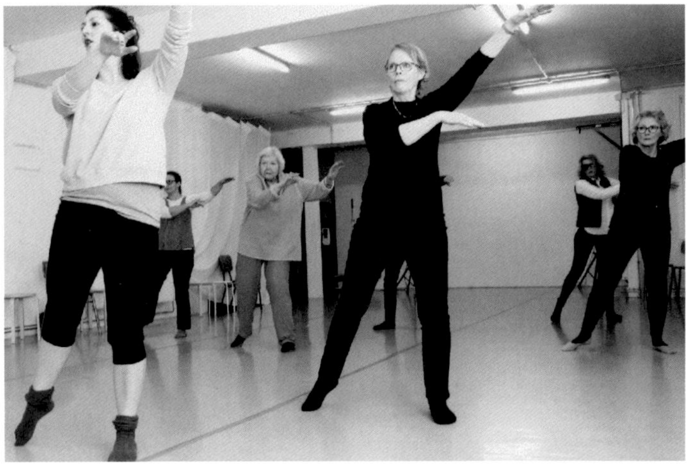
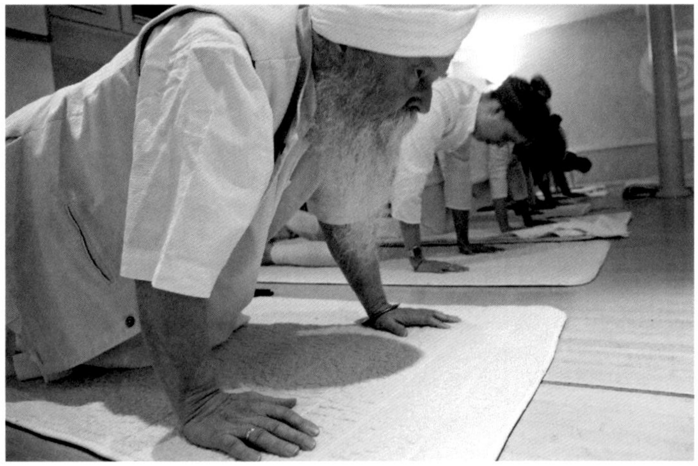

Musik- u. Tanztherapie zeigen ebenso wie Yoga laut Studienlage positive Effekte auf das Parkinsonsyndrom.

3 Unterstützende Therapieoptionen

Neben den medizinischen Maßnahmen ist jedoch auch eine Vielzahl von anderen Therapieoptionen sinnvoll. Physiotherapie, Ergotherapie und Logopädie sorgen für den Erhalt und die Verbesserung von Beweglichkeit, Alltagskompetenzen und Sprechweise und sollten daher als unterstützende Therapieangebote zum Einsatz kommen. Auch Musik- und Tanztherapie sowie Tai Chi oder Yoga haben positive Effekte auf die Symptomatik gezeigt. Da die Parkinson-Erkrankung auch mit gastrointestinalen Beschwerden einhergeht und es gehäuft Wechselwirkungen von Darm und L-Dopa gibt, ist eine Ernährungsberatung sinnvoll. Wichtig ist auch, dass der Patient Hilfe bei sozialen und psychischen Belastungen erfährt und Antworten auf lebenspraktische Fragen wie beispielsweise Beantragung einer Schwerbehinderung, Frührente oder Pflegestufe erhält.

4 Zukünftige Therapieansätze

Neben all den zuvor beschriebenen, rein symptomatischen Therapien, wird intensiv an der Entwicklung einer kausalen Therapie geforscht, die die Erkrankung stoppen bzw. deren Ausbrechen verhindern kann.

Es wird beispielsweise versucht, Antikörper zu entwickeln, die das fehlgefaltete Eiweiß alpha-Synuklein abfangen bzw. aufhalten. Darüber hinaus gibt es Ansätze zu einer Stammzelltherapie zum Ersatz der degenerierten Nervenzellen sowie Gentherapien zur Verhinderung der Bildung von alpha-Synuklein. Auch eine Veränderung des Mikrobioms des Darms zur Verhinderung des Ausbreitens der Degeneration vom Darm ins Gehirn ist im Gespräch. Bisher werden diese Therapien jedoch noch in Studien ausgetestet. Da bisher immer noch unklar ist, wann genau die ersten degenerativen Prozesse auftreten, würde sich zudem die Frage stellen, wann man jeweils mit einer dieser Therapiemaßnahmen beginnen sollte. Das alpha-Synuklein ist zudem auch bei Gesunden ein normaler Bestandteil von Nervenzellen, das an der Ausschüttung von Botenstoffen aus der Nervenzelle beteiligt ist. So muss zudem abgewartet werden, ob die oben genannten Therapien nicht die normale Nervenfunktion beeinträchtigen.

5 Die Parkinson-Tagesklinik des UKE: Entwicklung von individualisierten Therapieansätzen

Jeder Parkinson-Patient weist ein sehr individuelles Krankheitsbild auf. Die möglichen Parkinson-Symptome sind vielfältig, das Ansprechen auf die Therapeutika ist sehr unterschiedlich und die Krankheitsverläufe sind nur bedingt vergleichbar. Aus diesem Grund ist es wichtig, dass jeder Patient ein für ihn individuell angepasstes Therapiekonzept erhält und in seinem Krankheitsverlauf auch individuell betreut wird. Dabei müssen sowohl die sozialmedizinischen Besonderheiten als auch die Ansprüche, Wünsche und Ziele des jeweiligen Patienten mit einbezogen werden. Dies erfordert jedoch ein hohes Maß an personellen Res-

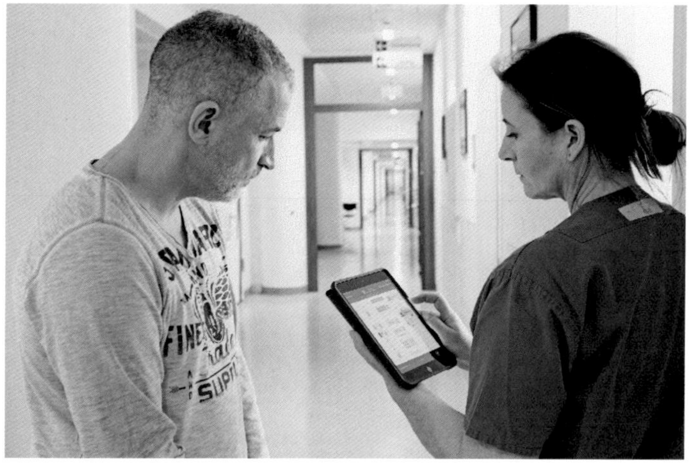

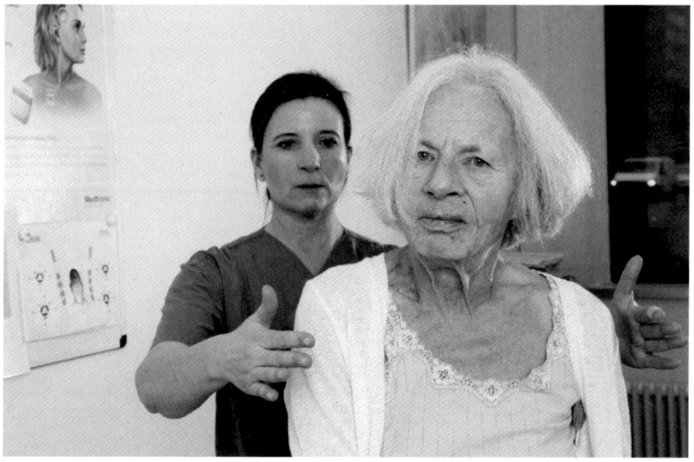

Unsere Parkinson-Nurse Beate Schönwald bei der Testung der Gangsicherheit der Patientin Heidi Büttner sowie bei der Optimierung der Einstellung des THS des Patienten Maik Gühmann.

sourcen und zeitlichem Einsatz. Beides ist in einem „normalen" ambulanten Rahmen meist nicht ausreichend vorhanden. Auch die mehrwöchige Parkinson-Komplexbehandlung in Parkinson-Fachkliniken, die zwar eine gute Behandlungsoption vor allem bei schwerer betroffenen Patienten darstellt, erweist sich oft als nicht zielführend, da die individuelle Alltagsbelastung der Patienten fehlt.

Mit der Parkinson-Tagesklinik wollen wir am Universitätsklinikum Hamburg-Eppendorf dem Ansatz einer individuell ausgerichteten Therapie Rechnung tragen und zudem eine Versorgungs lücke schließen: Die der Behandlung von Parkinson-Patienten mit komplexen Symptomen, die jedoch nicht zwingend eine stationären Behandlung bedürfen. Die Tagesklinik wurde als Erste ihrer Art in Deutschland im Mai 2016 gegründet und ist seit Ende 2019 auch als Erste von der deutschen Parkinsonvereinigung und dem TÜV zertifiziert. Inzwischen wurde das Konzept in ähnlicher Form von anderen Universitätskliniken übernommen. Wir behandeln wöchentlich vier neue Patienten mit verschiedenen Parkinson-Syndromen und Krankheitsstadien. Die Patienten kommen in einem Zeitraum von drei Wochen an insgesamt fünf Tagen in die Tagesklinik. Obligatorisch ist bei jedem Besuch ein ausführliches Arztgespräch. Es erfolgt die individuelle Anpassung der Medikation oder die Überprüfung und Verfeinerung der Einstellung von Pumpe bzw. THS. Auch können Nebenwirkungen durch die engmaschig aufeinanderfolgenden Termine rasch erkannt und behoben werden. Ebenso findet an jedem Behandlungstag eine Beratung durch eine speziell geschulte Parkinson-Nurse statt, die Zeit dafür hat, individuelle Fragen zu beantworten oder den Umgang mit den medizinischen Geräten zu üben. Es steht ein multiprofessionelles Team von Neuropsychologen, Physiotherapeuten, Ergotherapeuten, Logopäden, Musiktherapeuten oder Sozialberatern zur Verfügung. Ärztliche Spezialisten anderer Fachgebiete können bei Bedarf zu Rate gezogen werden, zum Beispiel bei den häufig auftretenden urologischen oder kardiologischen Problemen. Auf diese Weise versuchen wir, jedem Patienten genau die Hilfestellungen zu geben, die er in seinem individuellen Krankheitsverlauf gerade braucht.

1 Es sind stets Personen jeglichen Geschlechts gemeint; aus Gründen der einfacheren Lesbarkeit wird im Folgenden jedoch nur die männliche Form verwendet.
2 Deutsche Gesellschaft für Parkinson und Bewegungsstörungen: https://www.parkinson-gesellschaft.de/die-dpg/morbus-parkinson.html
3 Hawkes CH, Del Tredici K, Braak H. Parkinson's disease: the dual hit theory revisited. Ann N Y Acad Sci. 2009 Jul; 1170:615-22.
4 Tanveer K, Attique I, Sadiq W, Ahmad A. Non-motor Symptoms in Patients with Parkinson's Disease: A Cross-sectional Survey. Cureus. 2018 Oct 4;10(10):e3412.
5 Garcia-Ruiz PJ, Martinez Castrillo JC, Desojo LV. Creativity related to dopaminergic treatment: A multicenter study. Parkinsonism Relat Disord. 2019 Jun;63:169-173.
6 Schuepbach et al., Neurostimulation for Parkinson's disease with early motor complications. N Engl J Med. 2013 Feb 14;368(7):610-22.

Ingrid Hauff

Geboren: 1956
Diagnose: 2014

*„Wenn ich ein Engel wär',
wär' ich ein Engel der Hoffnung."*

Sie hat Ausstellungen in Berlin, München und Hamburg. Zu ihren Kunstwerken zählen stimmungsvolle norddeutsche Landschaften, feinfühlige abstrakte Portraits und immer wieder detailreiche Werke, die Ingrid Hauff selbst als „Wimmelbilder" tituliert. In ihnen spiegelt sich die Zerrissenheit durch ihre Parkinson-Erkrankung wider. „Als ich erfuhr, dass ich Parkinson habe, hat sich bei mir ein Abgrund aufgetan. Ich habe das damals seelisch nicht verkraftet. Ich hatte mein ganzes Leben lang das Gefühl, dass ich ein Glückskind bin. Das Leben hat mir immer ganz viel geboten und es gab keine Abgründe. Das war das erste Mal, dass mir der Boden unter den Füßen weggezogen wurde. Und dann bin ich in eine sehr schwere Depression gefallen. Und auch das habe ich mir nie vorstellen können, weil ich bis dahin immer ein ganz lebensfroher, optimistischer Mensch gewesen bin. Das war plötzlich alles verschüttet und ich war wie in so einem Tunnel." Die Diagnose war dann jedoch der Katalysator für ihr künstlerisches Schaffen. Ihr Rettungsanker war eine Kunsttherapie. „Ich war in einer psychosomatischen Klinik. Und dort hatte ich sowohl Tanz- als auch Kunsttherapie. Beide waren für mich echte Aha-Erlebnisse. Der körperliche Ausdruck von Gefühlen war unglaublich befreiend,

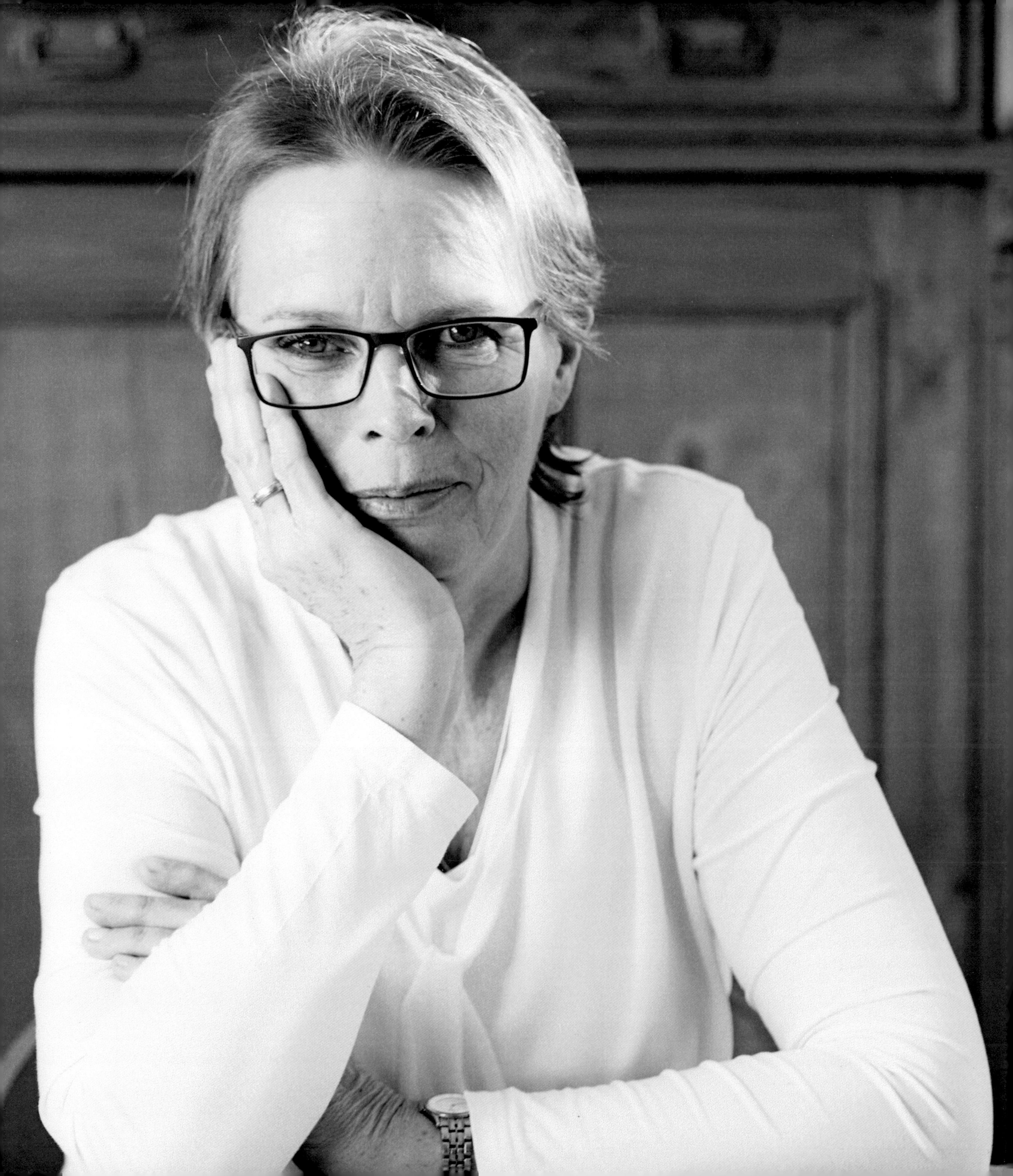

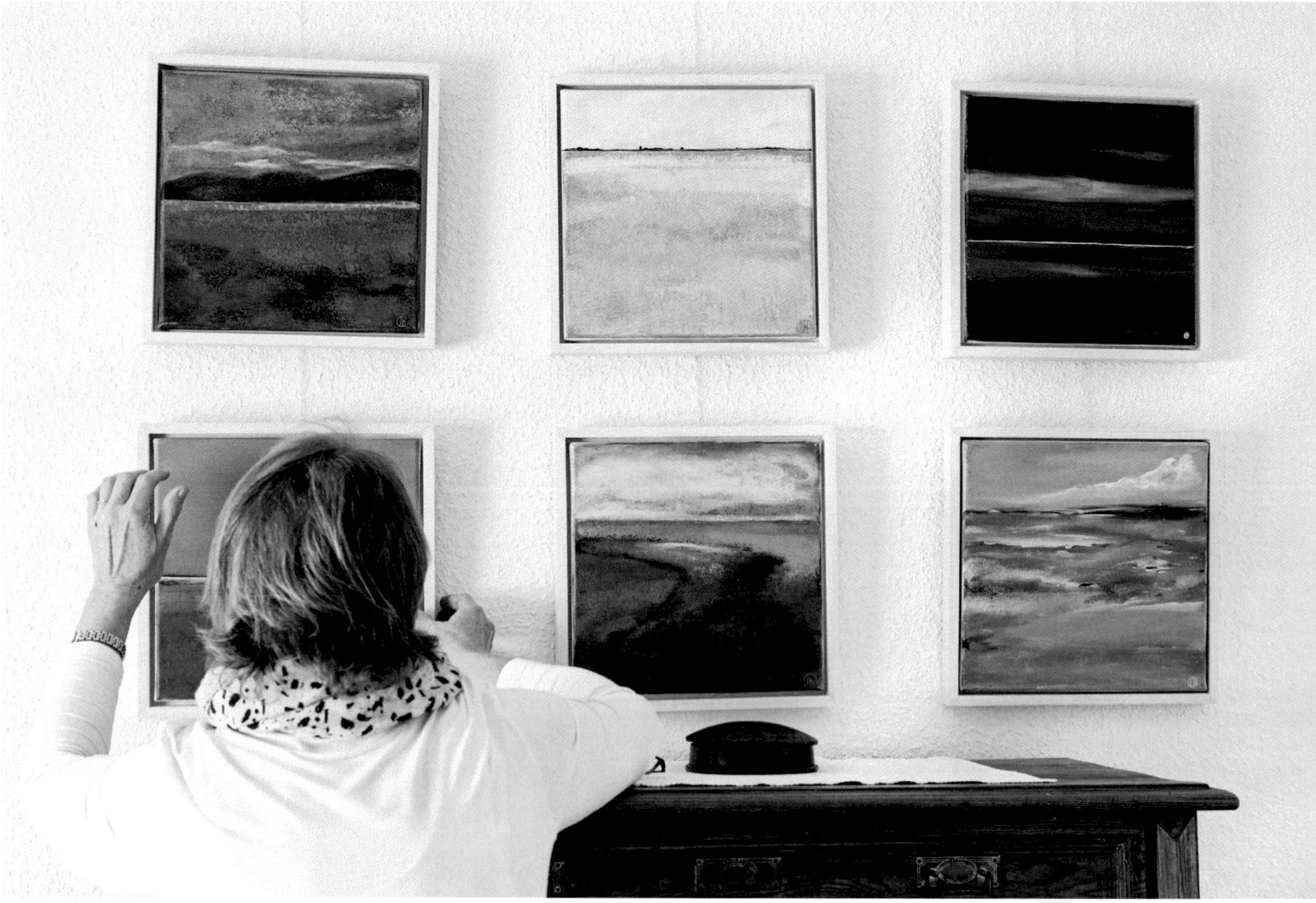

das hatte ich zuvor noch nicht erlebt. Bei der Malerei habe ich einfach losgelegt. Das war es, was mein Kunsttherapeut mir geraten hat: ‚Lass deinen Kopf los. Lass deine Hand einfach machen.' Und dann habe ich Farben gemischt, dunkle Farben und immer dunkler. Aber dieses Mischen und Auftragen, das hat mir total viel Ruhe gegeben."

Freunde und Bekannte waren von ihren Bildern so begeistert, dass sich die ehemalige Fotorechte-Rechercheurin inzwischen als freischaffende Künstlerin selbstständig gemacht hat. Durch oder vielleicht mit der Krankheit hat sich ihr Leben um 180 Grad gedreht. Die Diagnose kam zu einer Zeit, in der sie beruflich sehr unglücklich war und gerade beschlossen hatte, dass sich etwas ändern müsste. Dass es gleich eine so radikale Änderung werden würde, damit hatte sie nicht gerechnet. „Natürlich wäre ich tausendmal lieber gesund. Aber durch die Krankheit habe ich erst mein kreatives Potential entdeckt. Die Erkenntnis, dass ich malen kann, hat mein Leben total verändert." Bei aller positiver Lebensfreude, die Ingrid Hauff ausstrahlt, hadert sie doch oft mit den Symptomen der Krankheit. „Ich habe zwar fast keinen Tremor, aber ich bin total steif und habe dadurch Rückenschmerzen. Wenn ich längere Zeit am Stück male – und im Moment sind das so 15 Minuten –, dann ist das so, als ob sich eine Eisenkralle über meinen Rücken legt." Alles, was sie einschränkt, macht sie wütend. Wie viele Parkinson-Erkrankte leidet auch sie an Schlaflosigkeit. Und nutzt auch die Nacht zum Malen. Oder zum Austausch mit anderen Betroffenen. Denn sie ist nicht nur künstlerisch aktiv, sie hat auch eine Selbsthilfegruppe aufgebaut und ist zudem deutschlandweit mit anderen Betroffenen vernetzt.

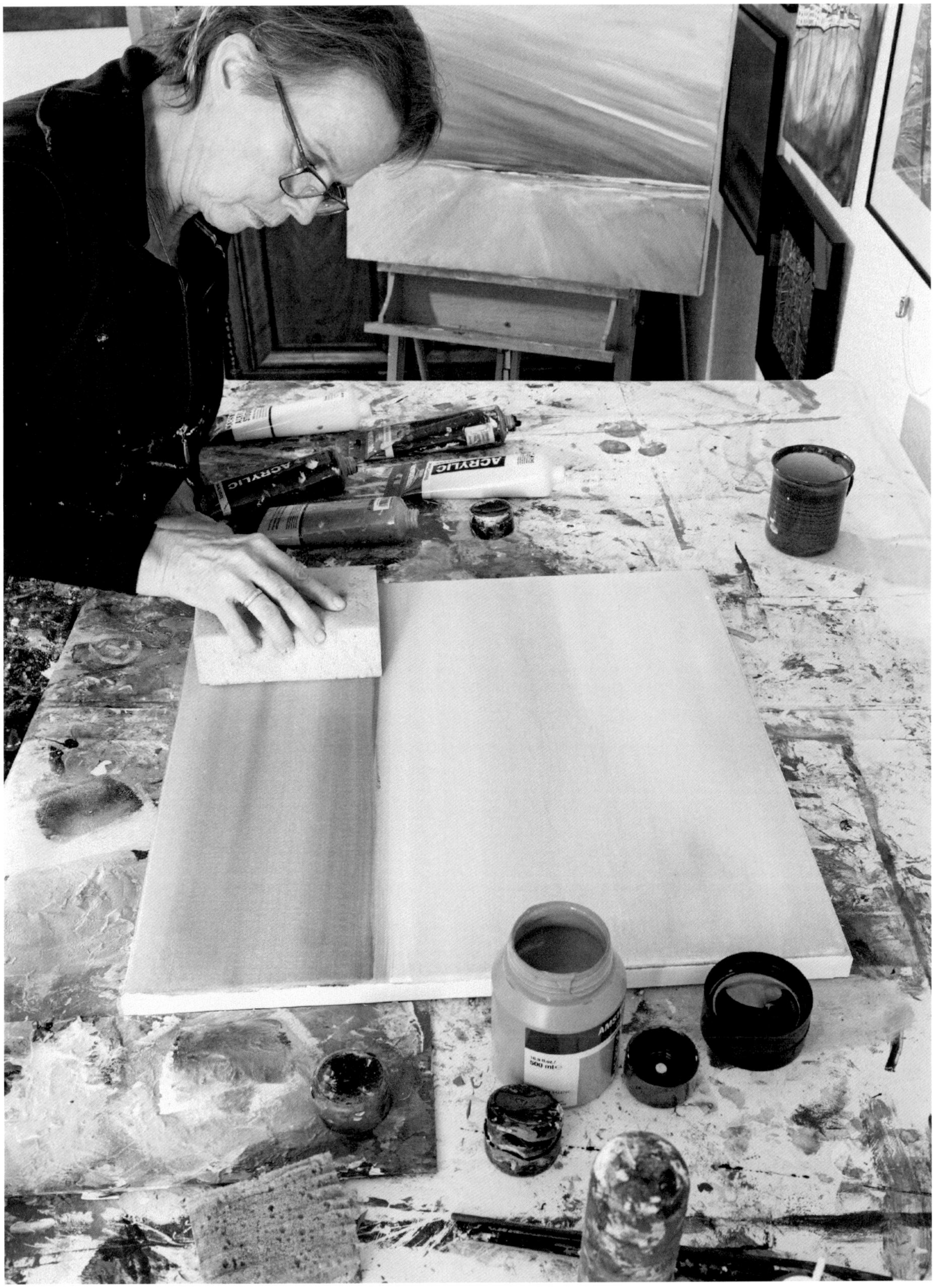
ACRYLIC
ACRYLIC

Christian Schmidt-Heisch

Geboren: 1979
Diagnose: 2017

„Das Leben ist voller Überraschungen und man weiß nicht, was kommt."

Nur rund fünf bis zehn Prozent aller Parkinson-Erkrankten erhalten ihre Diagnose vor dem 40. Lebensjahr. Christian Schmidt-Heisch ist einer von ihnen. „Im Grunde habe ich es als Erlösung empfunden, als ich endlich den Namen meiner Krankheit kannte", erinnert er sich. 37 Jahre war er damals alt. Nun konnte er die Veränderungen, die er an sich bemerkt hatte, endlich richtig einordnen. Das Zittern, den so genannten Tremor. Trotzdem: Plötzlich blickte er in eine ungewisse Zukunft. Und stellte sich Fragen, die andere Männer in seinem Alter noch lange nicht beschäftigten: Wie lange werde ich den alltäglichen Anforderungen noch gerecht? Wie wird sich mein Leben in den nächsten Jahren verändern? Wann werde ich dauerhaft auf fremde Hilfe angewiesen sein? Christian Schmidt-Heisch ist kein Mensch, der aufgibt. Durch seine Krankheit hat er ganz neue Fähigkeiten an sich entdeckt. So hat er beispielsweise einen Workshop konzipiert, den er selbst regelmäßig durchführt. Dort gibt er Menschen die Gelegenheit, alle Fragen zu Parkinson stellen zu können, die sie interessieren, ganz egal, ob sie selbst betroffen sind oder einfach nur mehr darüber wissen wollen. Erkrankte, Angehörige und Interessierte lernen so unter fachkundiger

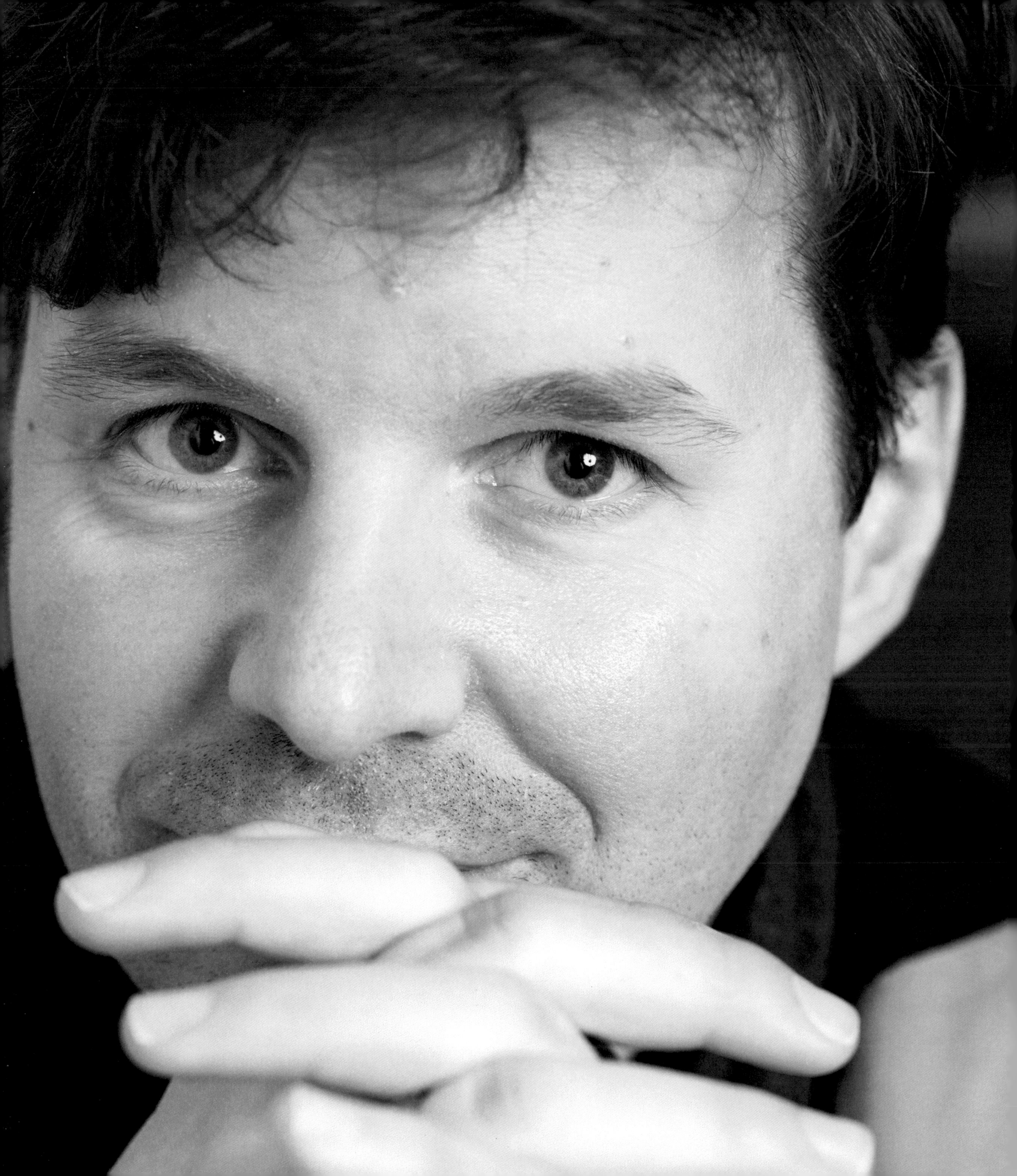

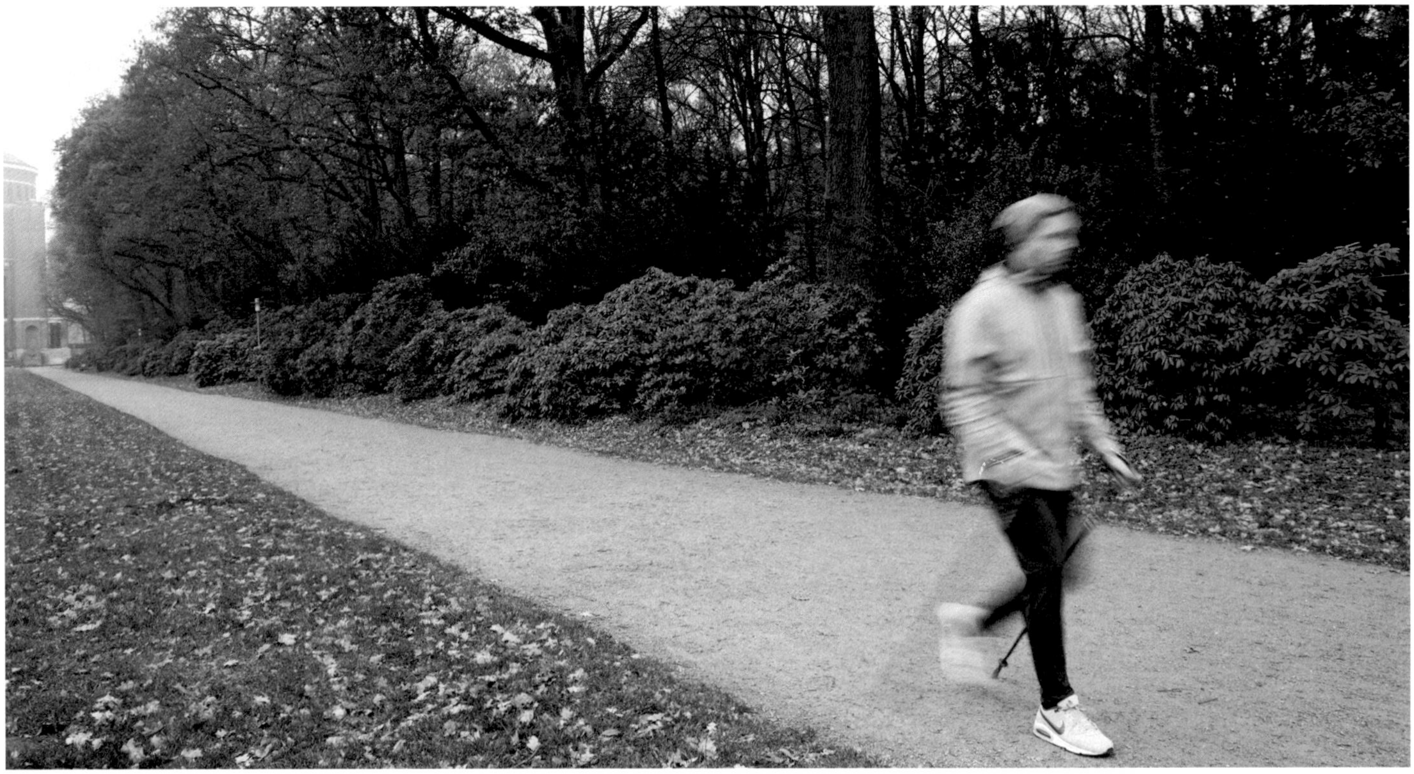

Leitung die unterschiedlichen Sichtweisen kennen. Das ist nur eins der vielen Projekte, die er momentan verfolgt. Er betreibt einen Blog rund um Parkinson, ist in einem Tanzprojekt aktiv, gründet eine Selbsthilfegruppe und ist dabei, ein Format zu entwickeln, dass er „Kochen mit Parkinson" nennt – Eventkochen in den eigenen vier Wänden. Die Diagnose hat sein gesamtes Leben verändert. „Und ich habe Talente an mir entdeckt und Dinge in Angriff genommen, die ich mir zuvor niemals zugetraut hätte." Veranstaltungen zu organisieren beispielsweise. „Meine Ärztin hat mich letztens gefragt, was ich denn tun würde, wenn ich die Krankheit nicht hätte. Und da habe ich gesagt, dass ich das nicht wüsste. Jemand hat die Krankheit sogar einmal als Geschenk beschrieben. Damals habe ich noch gedacht, wie kann man nur. Aber es ist tatsächlich so: Ich habe ganz viele tolle Leute kennengelernt. Und ich weiß meinen Freundeskreis jetzt noch mehr zu schätzen. Denn jetzt weiß ich, auf wen ich mich wirklich verlassen kann, und das ist ein großer Gewinn." Auch er leidet unter den Auswirkungen der Krankheit. Der Schlafmangel quält ihn, die linke Schulter ist bewegungseingeschränkt und auch sein linkes Bein wird langsam immer unbeweglicher. „Das beste Mittel gegen die Symptome ist Bewegung", erklärt er. „Ich war nie ein großer Sportsfreund. Früher waren der Sport und ich Feinde, aber jetzt nähern wir uns an." Fast täglich walked er im Hamburger Stadtpark. Zweimal in der Woche trainiert er im Fitness-Studio. Und auf der Arbeit hat er durchgesetzt, dass er ein Sitzergometer als Bürostuhl nutzen darf. So kann er am Schreibtisch sitzen und gleichzeitig die Beine bewegen. Es war ein langer bürokratischer Weg, aber er hat es geschafft.

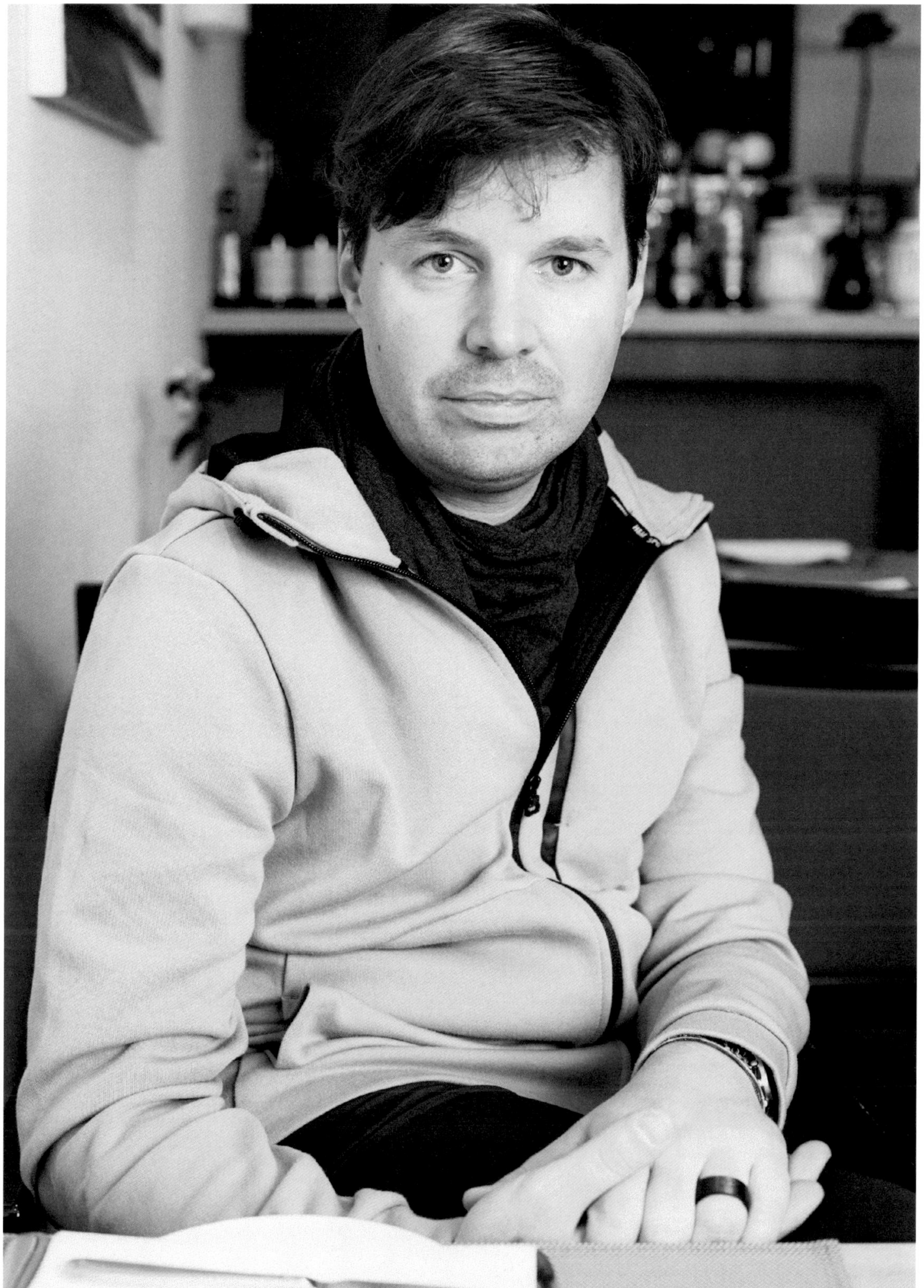

Heidi Sartor

Geboren: 1958
Diagnose: 2007

„Sollte ich mal in den Himmel kommen, dann möchte ich gerne wieder Kniebeugen machen können."

Heidi Sartor ist eine hochgewachsene, elegante Frau mit unverkennbar amerikanischem Einschlag. „Sag einfach Heidi zu mir, das machen alle", sagt sie gleich beim ersten Treffen. Heidi soll Parkinson haben? Auf den ersten Blick fällt nichts auf. Erst beim näheren Hinsehen zeigen sich eindeutige Zeichen: eine Unbeweglichkeit in der rechten Körperhälfte, ein leichtes Nachziehen des rechten Fußes. „Ich verheimliche nicht, dass ich Parkinson habe, aber ich erzähle es auch nicht unbedingt", verrät sie. Für sie ist die Krankheit nur eine Facette ihres Lebens – nicht die wichtigste, dafür ist ihr Leben zu sehr angefüllt mit anderen Aktivitäten. Sie engagiert sich in der Lebensmittelrettung, arbeitet ehrenamtlich in der Kirchengemeinde, singt in drei Chören, tanzt und malt. „Ich nehme jeden Tag so, wie er ist. Wenn ich morgens mit Schmerzen aufwache, dann weiß ich, dass sie auch wieder vorbeigehen." Ihr Mittel gegen die Schmerzen: Bewegung. Am liebsten beim Gärtnern, dann spürt sie kein Zittern und keine Verkrampfung: „Am besten geht es mir, wenn ich im Garten bin und wühlen kann, egal, wie anstrengend es auch ist. Das Hegen und Pflegen, das Ernten und Jäten hilft mir abzuschalten. Und da ist es mir auch einerlei, wie lange ich manchmal für die einfachsten Handgriffe brauche." Ihr Haus in einer ruhigen Seitenstraße in Hamburg-Schiffbek ist sehr gepflegt und zeugt von einer großen Sammelleidenschaft: Über dem Kamin hängen Herzen in allen Formen und Größen, den Treppenaufgang ziert eine Vielzahl von Hampelmännern und der Wintergarten ist mit unzähligen Spiegeln ausgestattet. Eine Nebenwirkung der Medikamente? „Über die Nebenwirkungen mache ich mich selbst nicht verrückt. Ohne Medikamente würde ich sehr viel schlechter leben." Sie besuche auch keine Selbsthilfegruppe. Und als sie bei ihrem ersten Besuch in der Tagesklinik erstmals auf andere Parkinson-Erkrankte traf, war sie erst einmal geschockt: „Wir waren vier Patienten und alle recht unterschiedlich. Der eine hatte eine Hirnstimulation gehabt, die neu eingestellt werden musste, der andere litt stark unter Freezing, die dritte konnte nicht sprechen. Da habe ich gedacht, ich wäre in der Muppet-Show. Wenn ich das vorher gewusst hätte –

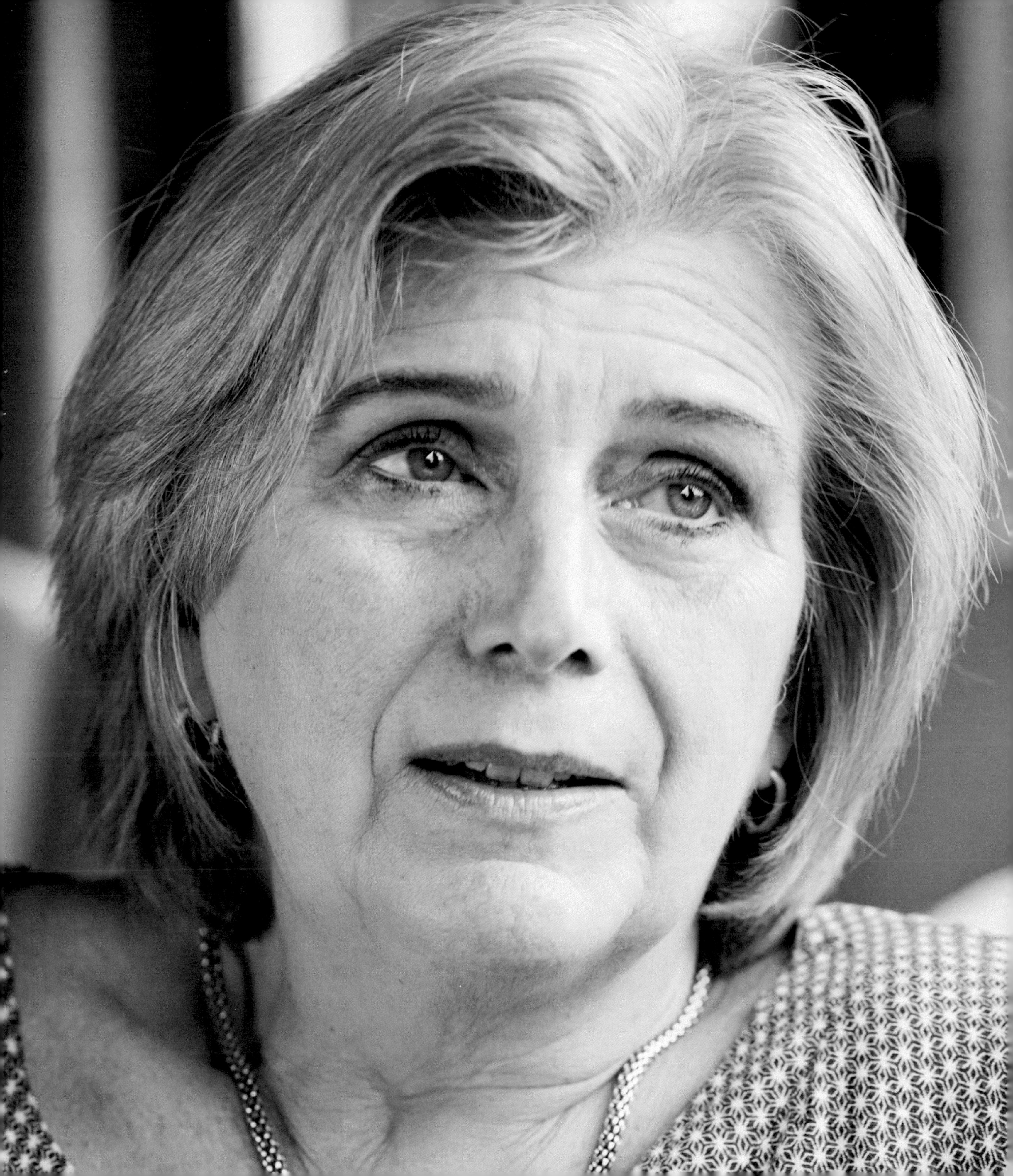

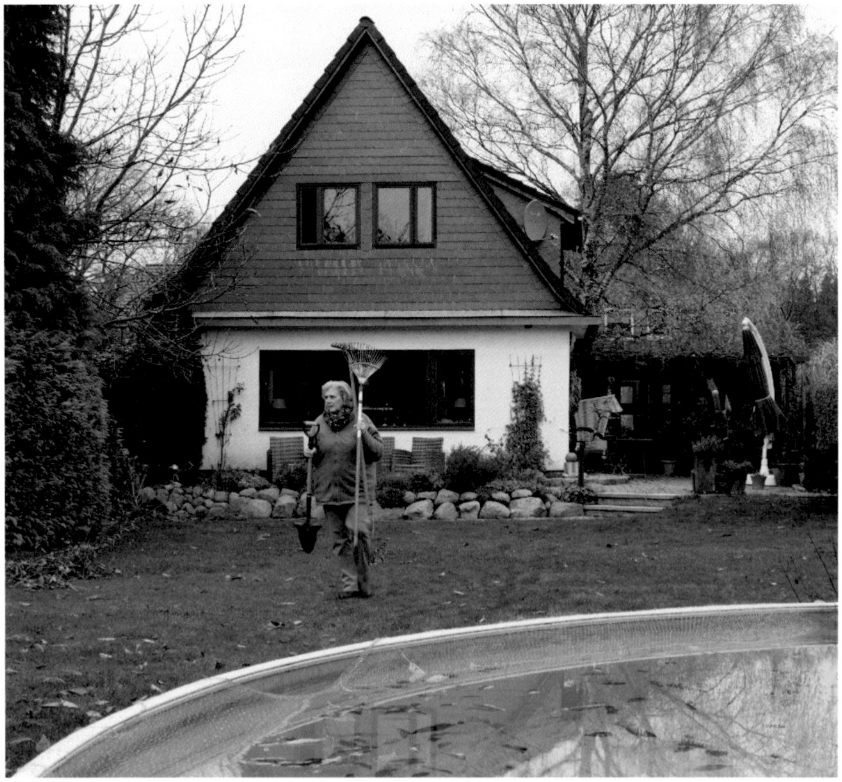

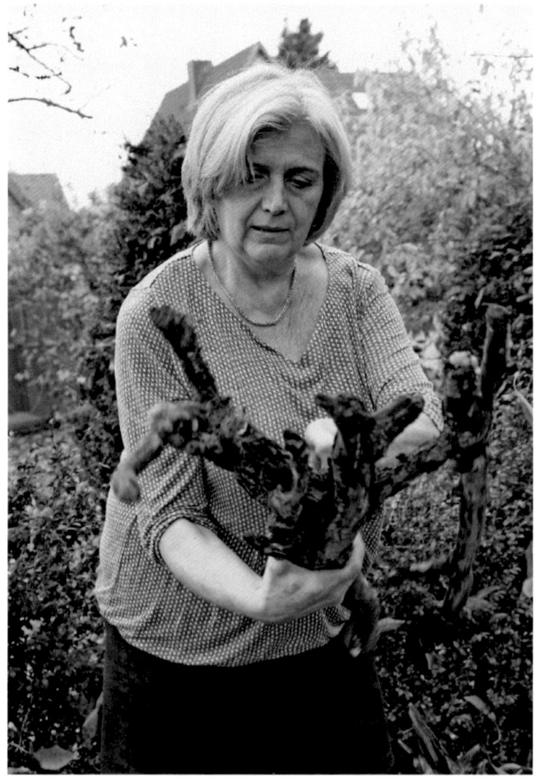

ich wäre nicht hingegangen. Doch dann erlebte ich einen großen Zusammenhalt, obwohl wir alle so unterschiedlich waren. Jeder kämpfte mit seinem persönlichen Schicksal, aber interessierte sich trotzdem auch für den anderen." Heute bezeichnet sie die Tagesklinik als „den Segen überhaupt. Wenn ich dann doch mal was wissen will, hier bekomme ich die Antworten, und zwar so, dass ich sie auch verstehe." Parkinson – das war die Krankheit, die sie immer am meisten gefürchtet hatte: „Die haben mich früher immer so genervt, diese alten Leute, die da so rumzappelten. Die saßen in der Kirche und wackelten mit dem Kopf. Ich habe immer gedacht, Mensch, können die sich denn nicht beherrschen. Und auf einmal bist du selbst dabei und du merkst, du kannst dich nicht beherrschen. Je mehr Mühe du dir gibst, desto schlimmer wird das. Und irgendwann habe ich dann festgestellt: Parkinson ist gar nicht so schlimm. Ich bin in guten Händen, und ich mache das Beste daraus. Schwer ist es nur, wenn der Körper wieder abbaut und man eine neue Stufe der Krankheit erreicht. Bis man das akzeptiert hat. Dass man sich nicht bedauert, sondern sich sagt, gut, jetzt kann ich also schlechter laufen oder kann etwas nicht mehr." Die wichtigsten Anker in ihrem Leben sind ihr Glaube und die Liebe zu ihrem Mann, den sie kennt, seit sie mit 16 Jahren aus Amerika nach Deutschland kam. Sie plante damals nur eine kurze Auszeit von ihrer schwierigen familiären Situation in den Staaten, aber nachdem sie ihren Heino kennen gelernt hatte, beschloss sie, einfach hierzubleiben. „Jetzt sind wir über 40 Jahre glücklich verheiratet und haben drei erwachsene Söhne. Ich bin dankbar und könnte mir kein besseres Leben vorstellen."

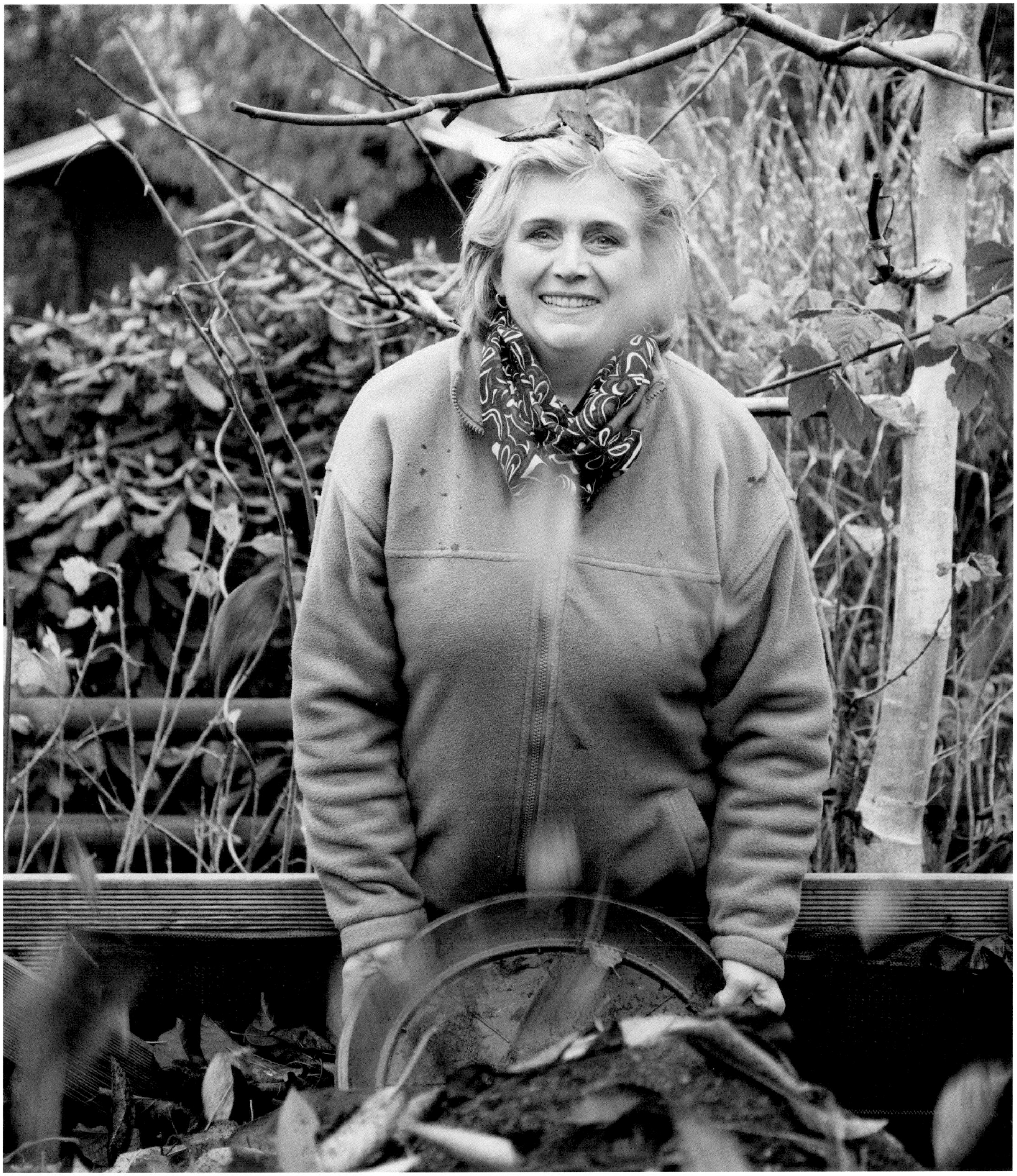

May Evers

Geboren: 1964
Diagnose: 2014

„Immer in Bewegung bleiben."

May Evers hatte schon früh den Verdacht, dass das Zittern ihres kleinen Zehs das erste Anzeichen von Parkinson ist. Aber niemand hat sie ernst genommen. „Der Neurologe hat mich weggeschickt mit den Worten, ich solle in einem halben Jahr wiederkommen. Als ich dann ein halbes Jahr später erneut in seiner Praxis stand, wollte er mich wieder vertrösten. 'Kommen Sie in einem Jahr wieder', hat er gesagt. ‚Nö', habe ich gesagt, ‚ich komme gar nicht mehr, ich gehe jetzt zu einem Spezialisten.'" Kurze Zeit später hatte sie dann auch schon die Diagnose. „Das war für mich fast schon eine Erleichterung, denn jetzt wusste ich, was mit mir los war. Die Ungewissheit war endlich weg."
May Evers merkt man zunächst nichts von ihrer Krankheit an. Sie arbeitet in der Kommunikationsabteilung eines großen Vereins. Ihren Kollegen fällt ihre Krankheit oft erst dann wieder ein, wenn sie in turbulenten Situationen nicht ganz so schnell reagiert wie die anderen. Früher hat die alleinerziehende Mutter mit reduzierter Stundenzahl gearbeitet, um mehr Zeit mit ihrem Sohn verbringen zu können. Das hat sie einfach beibehalten. „Mittwochs habe ich frei und kann mich mit meiner Impulskontrollstörung beschäftigen. Ich habe schon immer sehr gerne gestrickt und gehäkelt, aber jetzt ist es schon fast eine Besessenheit. Ich habe oftmals das Gefühl, ich muss so lange weitermachen, bis der Pulllover fertig ist. Und das dauert ziemlich lange." Stricken ist allerdings nicht ihre einzige Leidenschaft. Ihre andere große Liebe gilt dem Tanzen. Sie ist Mitglied einer Tanzgruppe und hat an einem Tanztheater zur Aufklärung über Morbus Parkinson

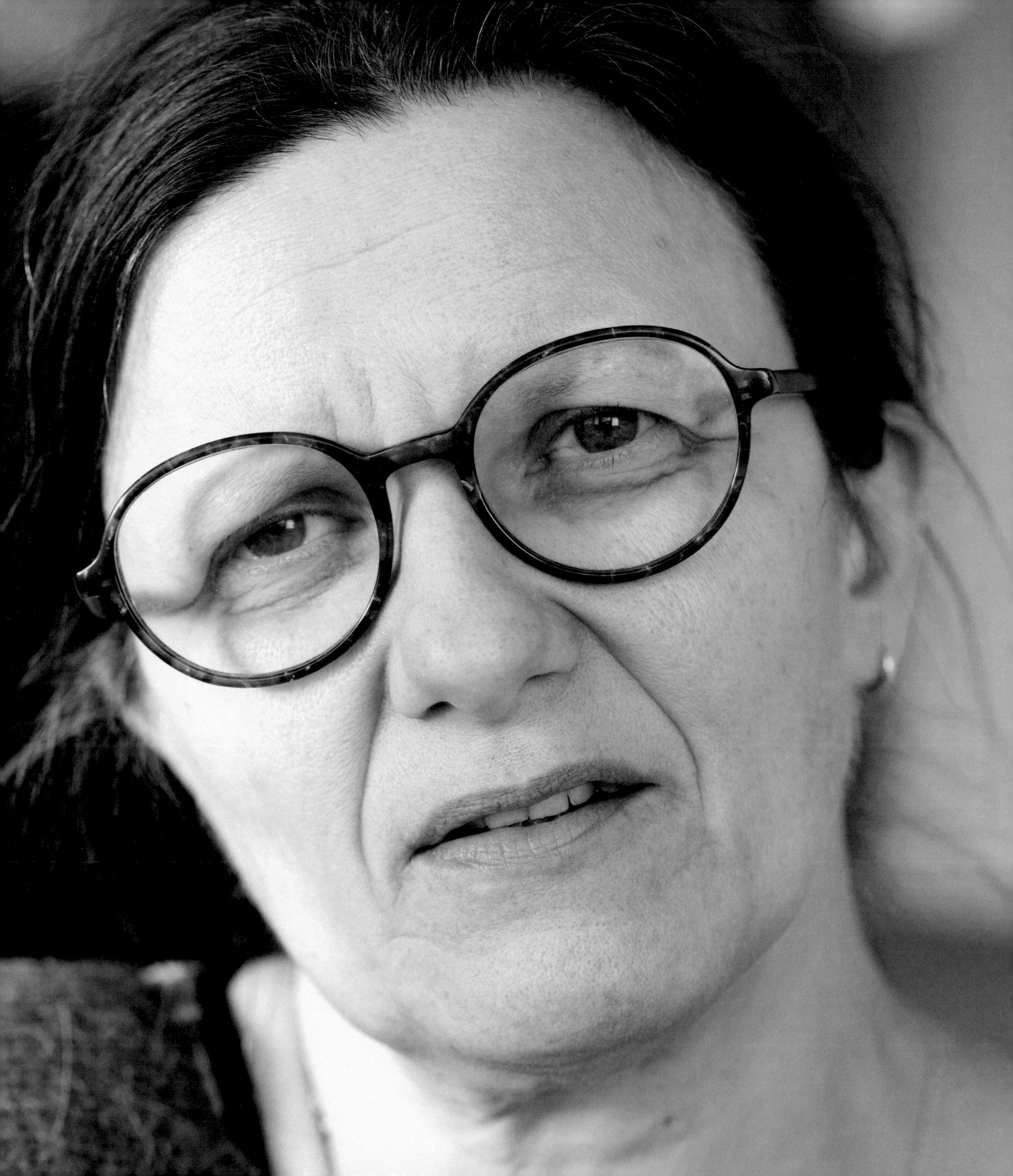

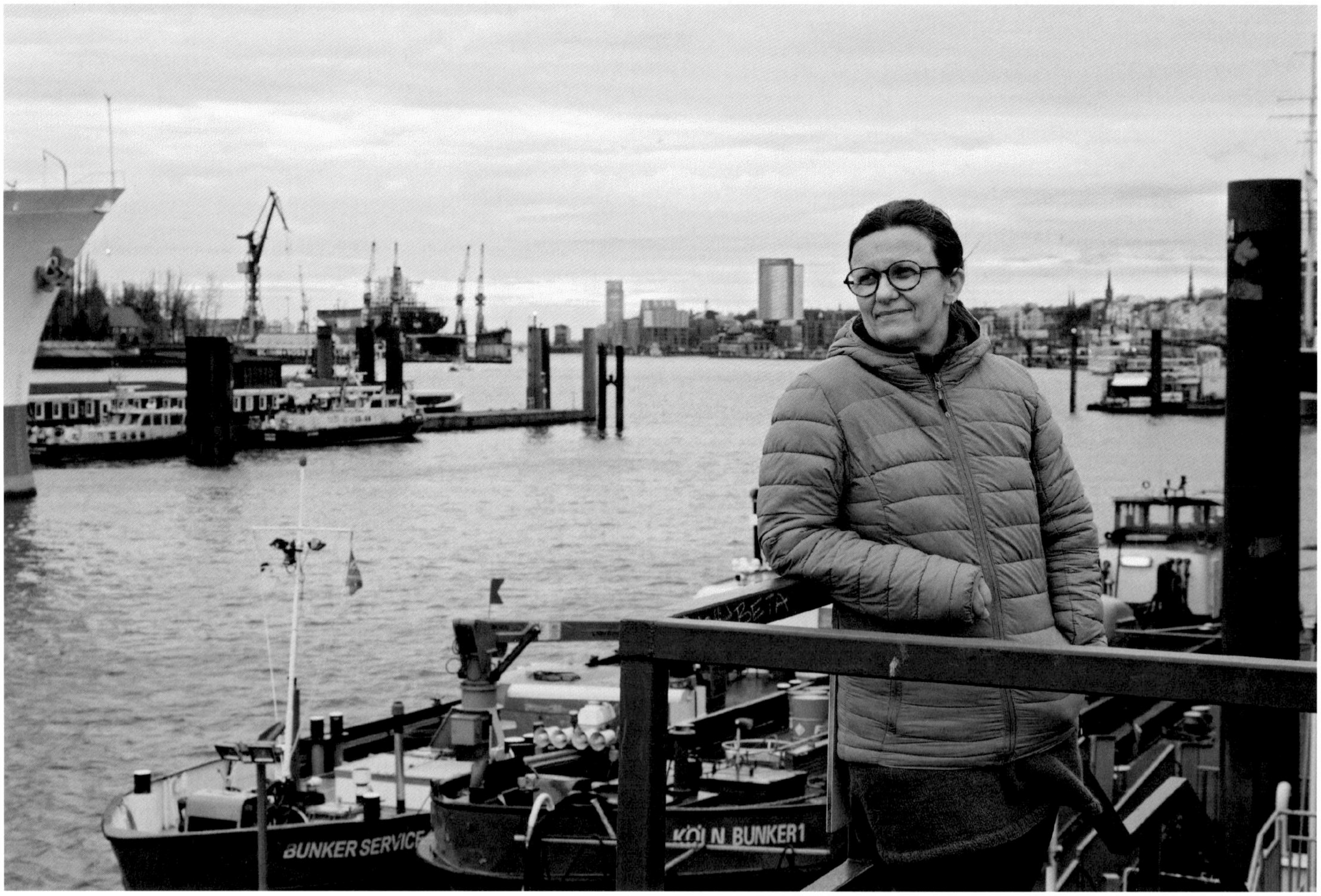

mitgewirkt. Daneben setzt sie sich auch auf weiteren Ebenen für ein besseres Verständnis von Parkinson-Patienten ein. Sie hat ein Buch herausgegeben, textet, erstellt kleine Musikvideos, gründete eine Online-Plattform zu Parkinson und ist Regionalleiterin einer Selbsthilfegruppe. Seit Kurzem engagiert sie sich zudem als Patientenvertreterin in einer Stiftung, die sich für die Parkinson-Forschung einsetzt. „Mein Leben hat sich durch die Diagnose total verändert. Ich war gerade an einem Punkt angekommen, an dem ich keine großen Überraschungen mehr erwartet habe. Mein Leben plätscherte so vor sich hin mit Job, Urlaub, Sport, Familie – was sollte da noch großartig passieren? Als ich dann von meiner Krankheit erfuhr, tat sich für mich eine völlig neue Welt auf. Ich musste auf einmal neue Prioritäten setzen. Dadurch habe ich gelernt, alles entspannter zu sehen, mich mehr auf mich zu besinnen und meine Grenzen zu akzeptieren. Diese muss ich immer wieder aufs Neue austarieren, weil die Krankheit ja unaufhaltsam voranschreitet. Auch mein Lebensschwerpunkt hat sich verändert. Vorher war ich sehr auf meinem Beruf fokussiert, jetzt spielen auch andere Interessen mit. Durch die Diagnose befand ich mich plötzlich – gezwungenermaßen – in einer völlig neuen Welt und habe dadurch aber auch unglaublich viele spannende Menschen kennengelernt. Klar, vieles fällt mir heute schwerer. Doch ich versuche, aus allem das Beste zu machen. Mein Motto ist ‚Immer in Bewegung bleiben', nicht nur körperlich, sondern auch mental. Ich möchte das Gefühl haben, dass ich in jedem Moment das ausschöpfe, was sich gerade für mich richtig anfühlt, so dass ich es anschließend auch loslassen kann. Ich lerne, die Sachen nicht hinauszuzögern auf später."

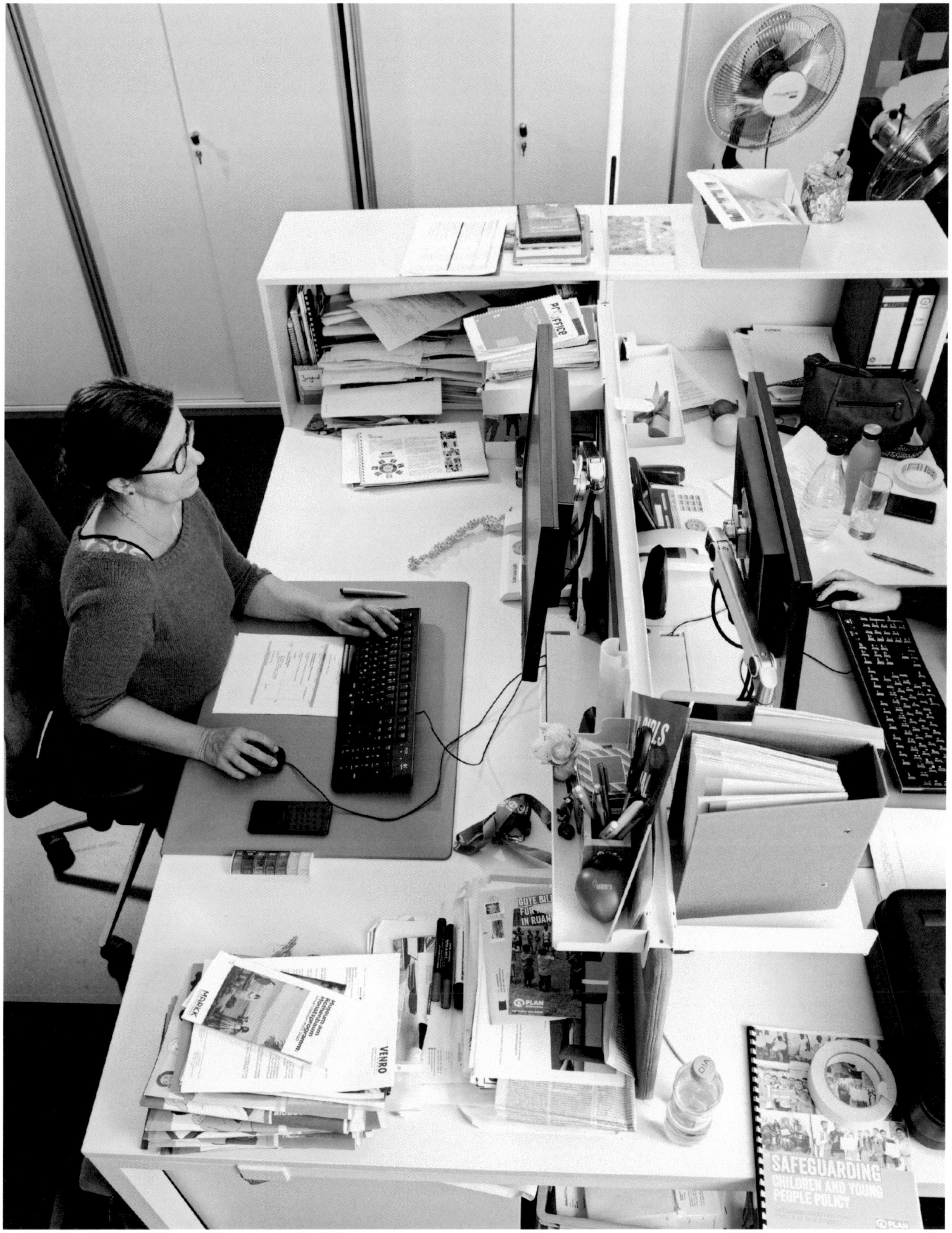
VENRO
SAFEGUARDING
CHILDREN AND YOUNG
PEOPLE POLICY

Satya Singh

Geboren: 1949
Diagnose: 2016

„Schmerz ist unvermeidlich, aber das Leid ist freiwillig."

Er ist eine der Führungspersönlichkeiten des Kundalini-Yoga weltweit. Der gebürtige Niederländer unterrichtet auch mit 70 Jahren und der Diagnose Parkinson noch mehrmals in der Woche Yoga – in seinem Yogazentrum in Hamburg oder auf einer der zahlreichen Fortbildungen, die er leitet. Die ersten Anzeichen seiner Krankheit hat er selbst gar nicht an sich wahrgenommen. „Meine Frau hat gesagt: ‚Du bewegst dich so komisch, du musst zum Arzt.' Ich habe geantwortet: ‚Ich bewege mich überhaupt nicht komisch.' Aber dann habe ich mich selbst auf einem Video gesehen und da ist mir aufgefallen, dass ich unglaublich still gesessen habe, wie eine Marmorstatue, das war nicht normal."
Als er dann von seiner Diagnose Parkinson erfuhr, war er eher empört als erschüttert. „Na ja, man geht dann so durch ein Wechselbad der Gefühle. Ich kann nicht sagen, dass es mich so total umgehauen hat. Ich wusste ja schon, dass etwas nicht stimmt. Meine Frau hat später gesagt, sie habe den Eindruck gehabt, dass es für sie viel schwerer war als für mich." Mittlerweile sieht er die Krankheit als Herausforderung an. „Viele Leute haben Probleme. Entscheidend ist, wie du mit ihnen umgehst. In der Geburtsvision, die jede Seele für sich entwickelt, bevor sie inkarniert, sind solche Krisen wie eine chronische Erkrankung mit Zustimmung der Seele eingeplant. Sie bieten unglaublich viele Entwicklungsmöglichkeiten in kurzer Zeit. Deshalb bin ich auch nicht bereit, in eine Opferrolle zu gehen." So merkwürdig es klingen mag, aber Satya Singh fühlt sich in mancher Hinsicht sogar beschenkt durch die Krankheit. Die Beziehung zu seiner Frau sei beispielsweise intensiver geworden. Ihnen beiden sei bewusst geworden, dass sie dieses Schicksal nur dann gemeinsam meistern könnten,

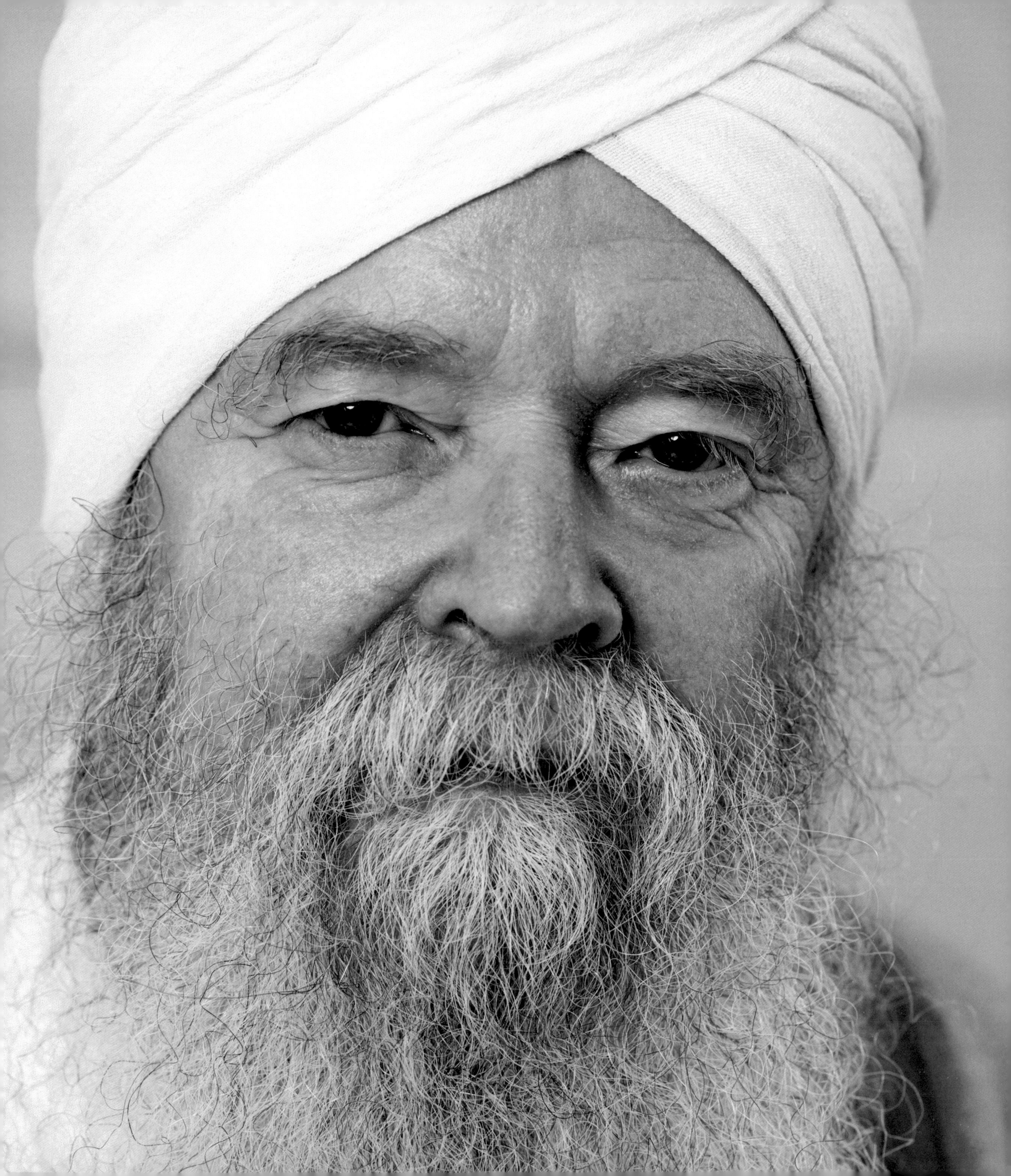

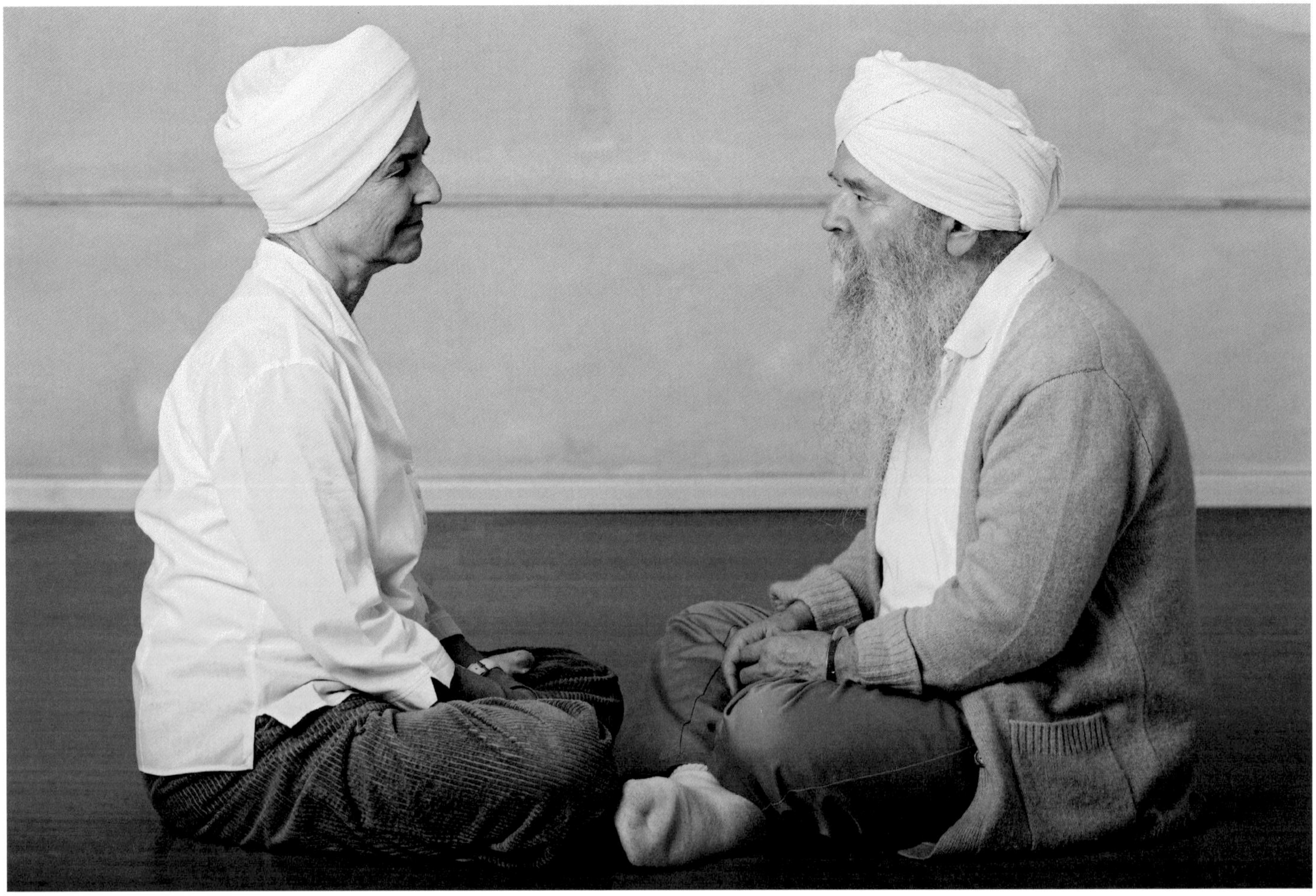

wenn sie eine wahrhaft gute Partnerschaft führen. Sie hatten dann zusammen entschieden, mit professioneller Hilfe an ihrer Ehe zu arbeiten „und das hat eine unglaubliche Verbesserung unserer Beziehung gebracht." Die zweite positive Auswirkung, die er dem Parkinson verdankt, ist die Intensität seiner Yogapraxis. Seit 1975 betreibt er täglich Yoga. Durch die Krankheit hat sich das noch gesteigert: „Viele der Übungen sind für mich lebensnotwendig geworden, da sie die Symptome der Krankheit lindern, daher kann ich nicht schummeln beim Praktizieren. So habe ich heute eine viel bessere Disziplin als früher." Die intensive Beschäftigung mit Körperwahrnehmung und Meditation hat ihm einen neuen mentalen Weg gezeigt, mit der Krankheit umzugehen. „Ich versuche, die Yogaübungen mit meinen Gedanken zusammenzubringen. Dabei scheint eine Kraft zu entstehen, durch die ich Kontakt mit der Krankheit aufnehmen kann. Ich spüre beispielsweise, dass mein linkes Bein zittert und denke mich dann in mein linkes Bein hinein. Ich muss erst einmal Kontakt kriegen zu meinem Bein, und dann, wenn ich den aufgebaut habe, gebe ich den Impuls zum Entspannen, zum Loslassen. Und auf diese Weise kann ich die Symptome lindern. Noch habe ich keine Ahnung, ob es tatsächlich diese geistige Energie ist, die wirkt. Momentan beobachte ich mich sehr genau und prüfe, ob ich auf diese Weise signifikante Ergebnisse erzielen kann."

In seinem Buch „Kundalini-Yoga als Seelenreise" betont er, wie wichtig es ihm sei, Verantwortung für sein Leben zu übernehmen und die Krankheit nicht als Schicksalsschlag hinzunehmen: „Wer kommt schon freiwillig aus seiner Komfortzone heraus? Deshalb schickt dir das Universum solche Herausforderungen."

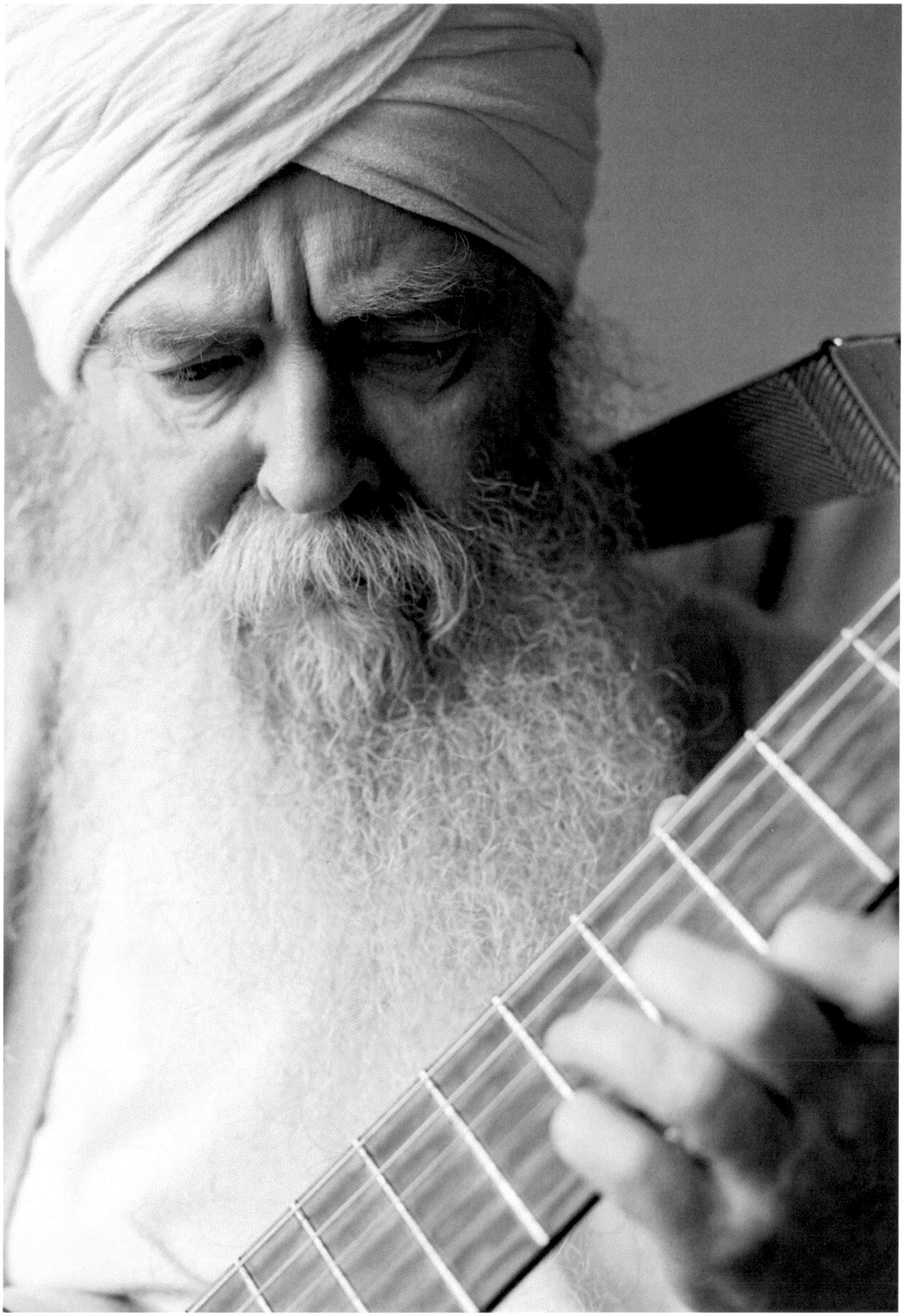

Birgit Hein

Geboren: 1974
Diagnose: 2007

„Ich bin ich,
da ich mein Leben mit all seinen Facetten in mir trage,
und doch frage ich mich manchmal,
wer bin ich."

Birgit Hein erhielt die Diagnose Parkinson mit 32 Jahren. Ihre Tochter war damals drei Monate alt. Rückblickend denkt sie, dass die ersten Symptome schon bereits sieben Jahre zuvor auftraten: „Ich hatte ständig Schmerzen im rechten Iliosakralgelenk, das das Becken mit der Wirbelsäule verbindet, und konnte nicht mehr joggen. Doch niemand hat an Parkinson gedacht, weil ich ja noch so jung war." Als sie dann mit der Anti-Parkinson-Medikation begann, wurde sie wieder beweglicher und auch Lethargie und Antriebslosigkeit verschwanden. Eine große Erleichterung für die Künstlerin und junge Mutter. Nach nun über elf Jahren Leben mit Parkinson und der schrittweisen Erhöhung der Medikamentenmenge ist diese Phase des „Honeymoon" längst vorbei. Die Wirkung der Medikamente ist nicht mehr so zuverlässig einzuschätzen wie zu Beginn, die Nebenwirkungen kommen schneller und stärker. „Der Weg, der anfangs ganz breit war, wird immer schmaler und man tanzt irgendwann nur noch wie auf einem Drahtseil zwischen Wirkung und Nebenwirkung. Sobald ich die Medikation erhöhe, verstärken sich die Nebenwirkungen. Wenn ich sie ein wenig senke, um die Nebenwirkungen zu drosseln, falle ich in die Steifheit." In solchen Momenten ist es die Familie, die ihr Halt gibt. Ihre Eltern sind zu ihr gezogen, um helfen zu können. Die Fünf sind keine bloße Zweckgemeinschaft, sondern es sei ein echtes Zusammenleben, betont sie. „Ein großes Geschenk und ein Umstand, der vieles einfacher macht."

Birgit Hein hat sich intensiv mit ihrer Krankheit auseinandergesetzt – auch in ihrem künstlerischen Schaffen. Texte und Bilder, Holz, Metall, Fundstücke vom Strand – es hilft der Seele. „Ich habe sehr viel über den Körper gelernt. Jeder hat seinen eigenen Par-

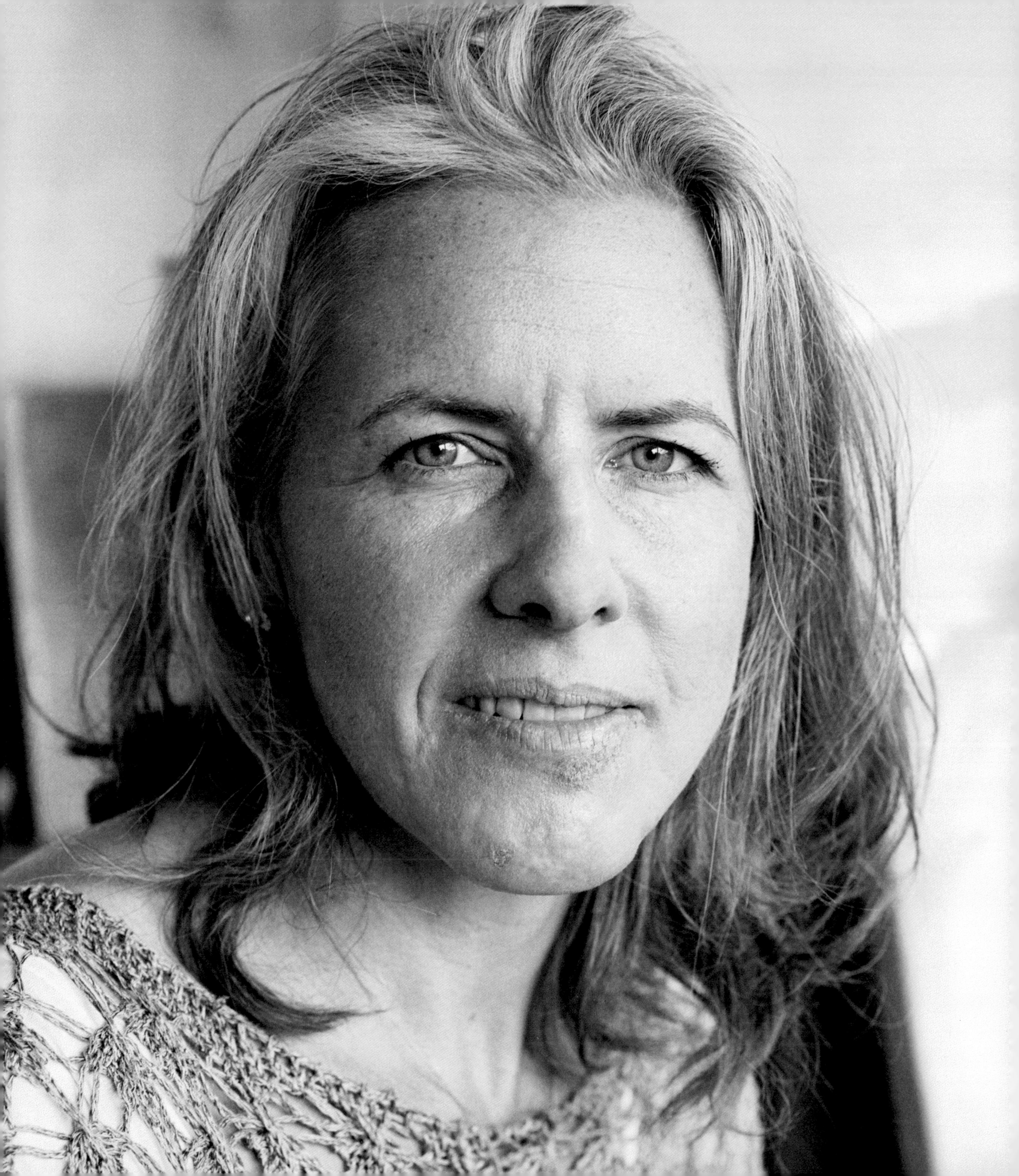

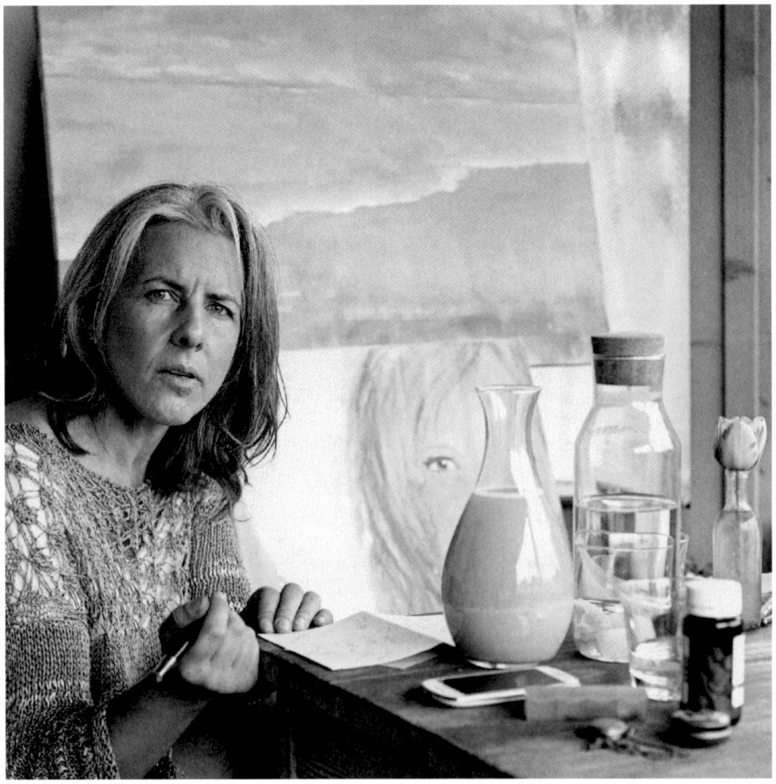

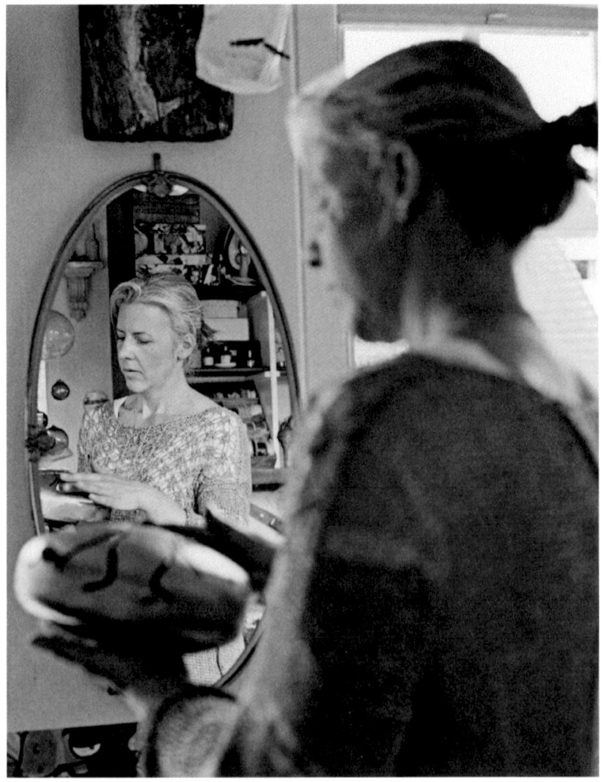

kinson, so dass man wenig Vergleiche ziehen kann. Bei mir sind es drei Symptome, die sehr stark ausgeprägt sind: Wenn ich steif werde, stehen meine Muskeln unter Hochspannung. Ich kann sie dann einfach nicht entspannen und finde keine Stellung, in der ich es aushalte. Und manchmal bin ich in meiner Bewegungslosigkeit gefangen: Beim Freezing fühle ich mich wie in einem Trance-Zustand. In solchen Momenten weiß ich, dass ich mich bewegen muss, aber mein Kopf kann den Befehl nicht an meinen Körper übermitteln, vielleicht auch deshalb, weil ich dieses Gefühl eigentlich gar nicht so schlecht finde. Zudem leide ich unter Paunding: Ich mache etwas, das mir Spaß macht, aber ich übertreibe maßlos. Ich gehe beispielsweise in den Garten und will nur schnell eine Blume einpflanzen und Stunden später kommt mein Mann mit einer Strickjacke und etwas zu essen nach draußen. Ich weiß, dass Abendbrotzeit ist, ich weiß, dass meine Familie auf mich wartet und meine Tochter mich braucht und ich will auch Familienzeit erleben, aber ich kann mich nicht unterbrechen. Die Medikamente und die Krankheit haben so ein hohes Suchtpotential wie eine Kokainsucht." Das erlebt sie auch beim Malen. „Ich male so lange weiter, bis ich das Bild, das eigentlich schon fertig ist, wieder zerstöre." Kreativ, wie sie als Künstlerin nun einmal ist, geht sie auch immer wieder kreative Wege im Umgang mit der Krankheit. Wenn sie versteift, dann ahmt sie beispielsweise ihre eigenen Bewegungen vor dem Spiegel nach. Da ihre Gedanken beim Spiegelbild und nicht in der eigenen Bewegung sind, wird die Ausführung leichter. „Bewegung ist Lebendigkeit", so braucht sie ihr Fahrrad, ihre Reckstangen und ihr Personaltraining, um nicht aufzugeben.

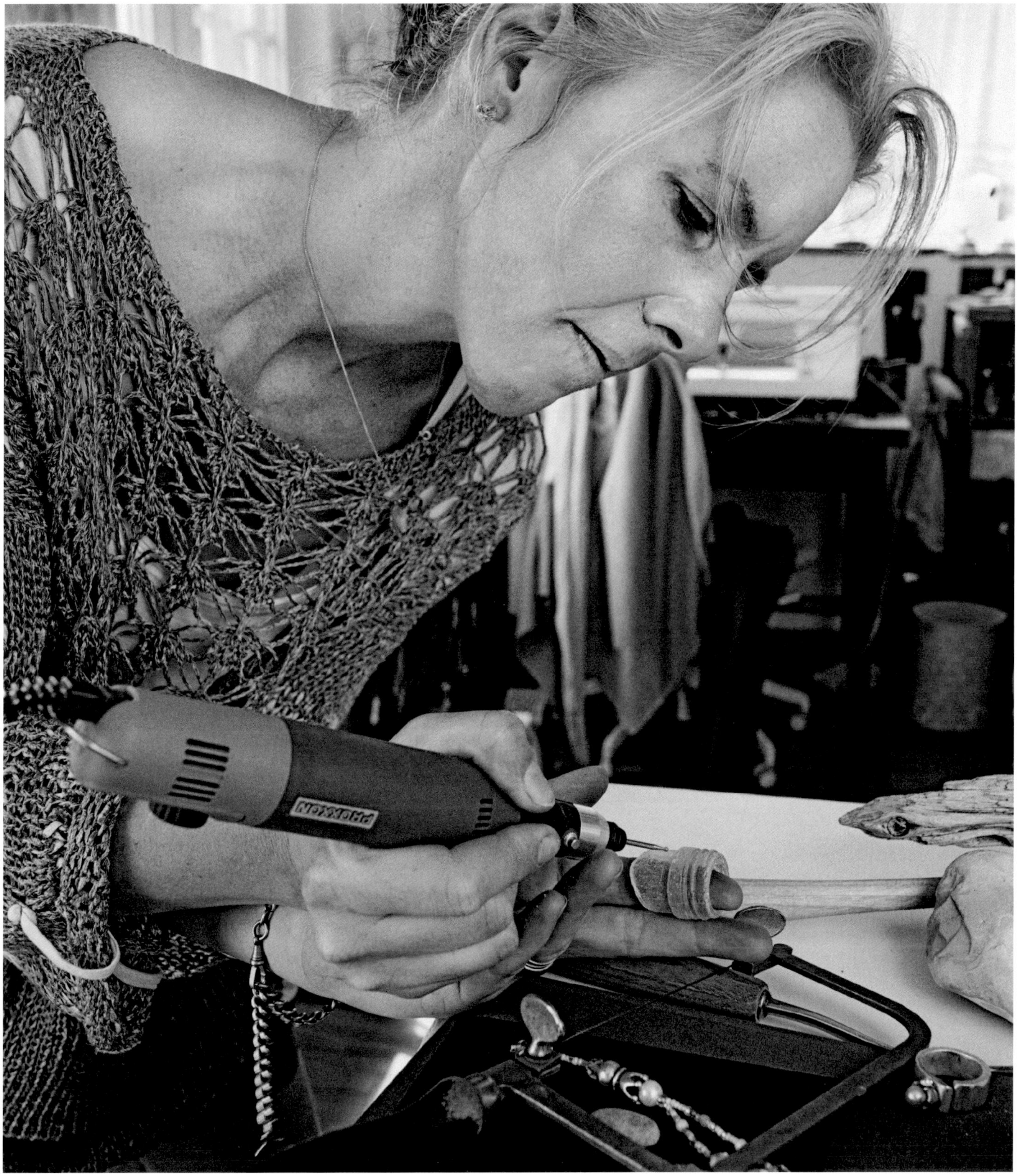
PROXXON

Peter Dreier

Geboren: 1950
Diagnose: 2006

„Ich lebe mein Leben so, wie es ist."

Seine Welt ist die Schifffahrt. Seit seiner Jungend hat Peter Dreier alle Weltmeere bereist. Zuletzt war er Kapitän auf der Tsiangtao Express, einem 335 m langen Containerschiff, „9.703 TEUS, 96.000 PS und 100.001 Tonnen Verdrängung". Es galt damals als eines der größten der Welt. Die Frage, wie lange er zur See gefahren sei, kann er ohne nachzudenken sofort beantworten: „46 ½ Jahre." Die schlimmste Nebenwirkung seiner Krankheit waren für ihn daher auch nicht das Zittern oder die sprachlichen Einschränkungen, sondern, dass ihn die See-Berufsgenossenschaft mit 62 Jahren als nicht seediensttauglich ausgemustert hat. „Ich zitterte bei der Untersuchung so stark, da haben die einen Schlussstrich gezogen. Meine Reederei hätte mich sicherlich noch weiterfahren lassen, aber den Behörden war das Risiko zu groß." Als er aufhören musste, wusste er schon seit vier Jahren, dass er an Parkinson erkrankt war. Die ersten Anzeichen bemerkte er mit 50 Jahren. „Kurz nach der Silberhochzeit fing das an, dass die Hand manchmal gezittert hat. Aber damit konnte ich immer noch zur See fahren. Ich hatte eine tolle Reederei. Die wussten, dass ich Parkinson hatte, und haben gesagt, damit kannst du weitermachen."
Hatte er Angst, mitten auf dem Meer, mit einer derartigen Krankheit? Nein, Angst habe er keine gehabt, er empfand die Krankheit mit all ihren Symptomen eher als störend – insbesondere den Tremor. Doch mit den Medikamenten hatte er auch diesen gut im Griff. 13 Tabletten habe er zuletzt genommen: „Da schluckt man so viel, da spart man sich glatt eine Mahlzeit."

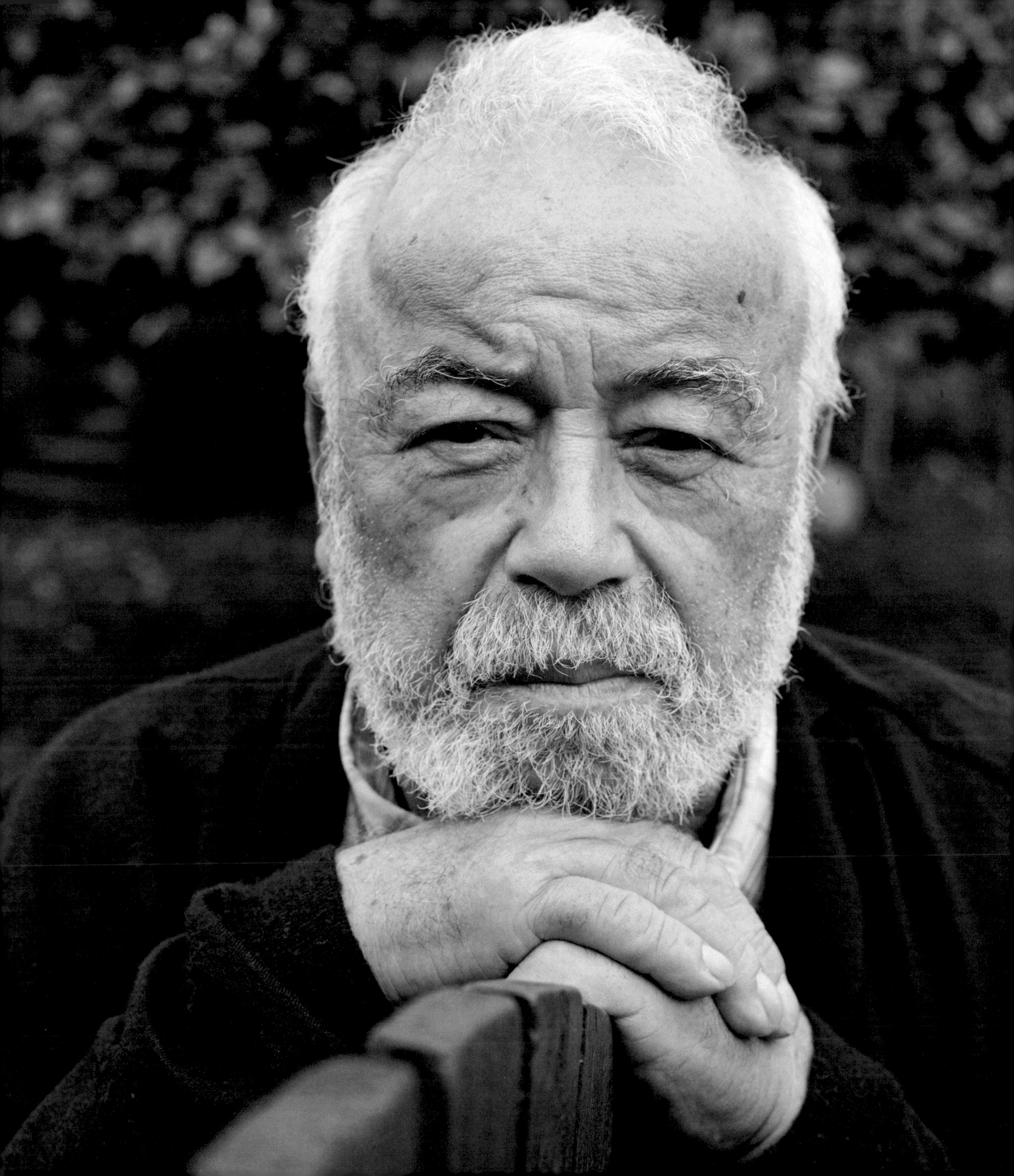

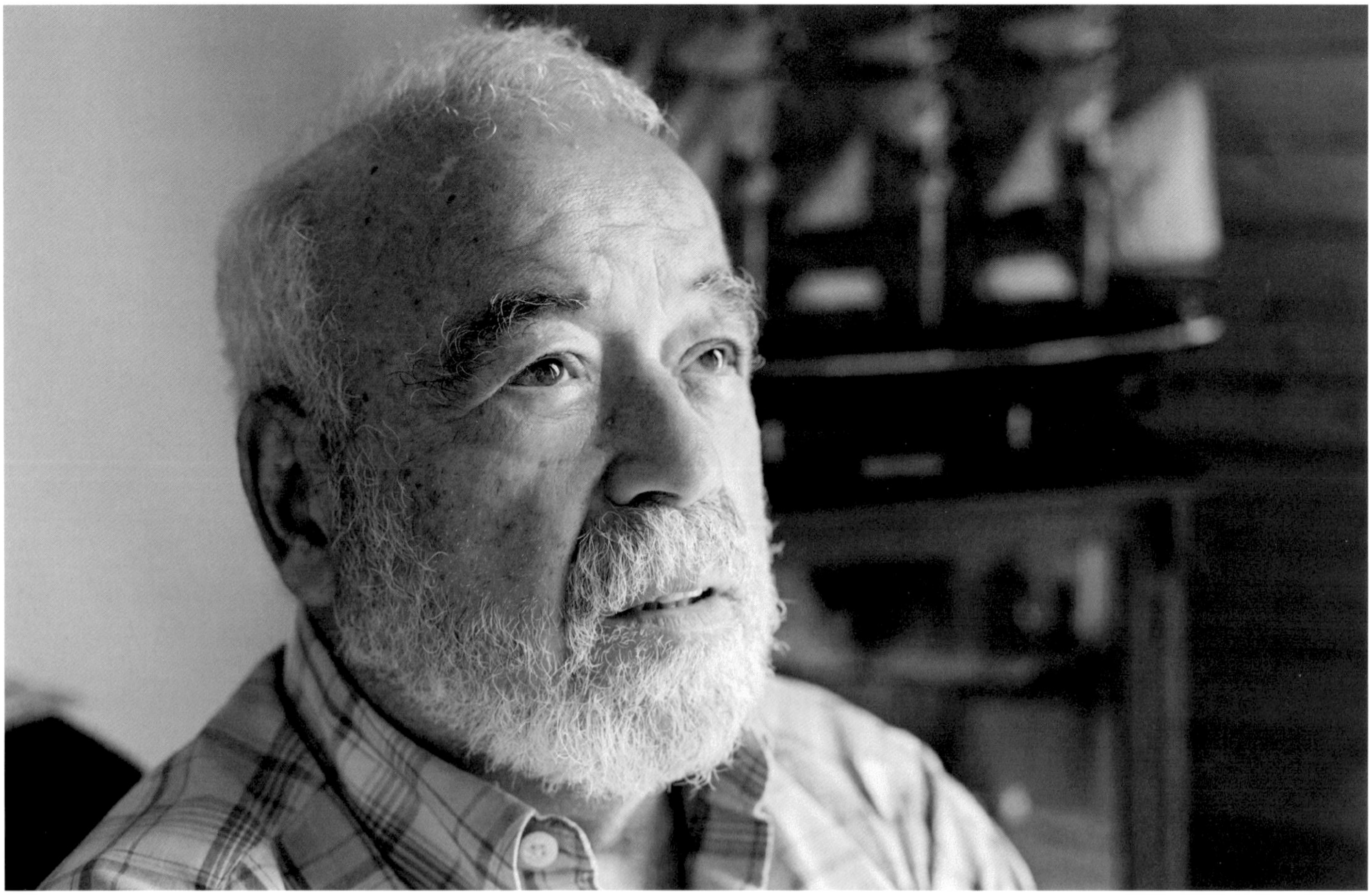

Dann hörte er von der Möglichkeit der Tiefen Hirnstimulation. „Ich hatte davon nur Gutes gehört und das kann ich auch nur bestätigen. Ich würde mich immer wieder dafür entscheiden. Jetzt nehme ich bedeutend weniger Tabletten." An die Operation selbst kann er sich nicht mehr erinnern. „Sie soll zwölf Stunden gedauert haben. Nach sechs Stunden hatte ich anscheinend keine Lust mehr, da wollte ich mich davonstehlen. Das haben die Ärzte gemerkt und dafür gesorgt, dass ich da blieb. Und, na ja, als ich dann hinterher auf der Intensivstation aufgewacht bin, habe ich als Allererstes so ein Klingeln gehört. Da habe ich gedacht: ‚Mein Gott, ist das der Himmel?' Aber nein, das war nicht der Himmel, das war der Frühstückswagen."

Von Einschränkungen durch die Krankheit will er nichts wissen. Unaufgeregt und gradlinig nimmt er die Symptome zur Kenntnis, lässt sie aber nicht sein Leben beherrschen. „Diese typische Parkinson-Körperhaltung stört mich ein bisschen. Und dass ich kein Auto mehr fahren darf, das stinkt mir am meisten." Dafür sei er jetzt viel mit dem Fahrrad unterwegs, auch damit er nicht bei jeder Strecke auf seine Frau angewiesen sei. Seit 2017 engagiert er sich in einer Freiwilligen-Fahrradwerkstatt: „Wir machen aus drei alten Fahrrädern ein verkehrssicheres, das wir dann an Immigranten weitergeben." Seiner Liebe zu Schiffen ist er ebenfalls treu geblieben und engagiert sich ehrenamtlich im Museumshafen Hamburg. „Da ich auch Schiffsmaschinentechnik studiert habe und ein Patent für den Maschinendienst vorweisen kann, bin ich auf dem Traditionsschiff ELBE 1 als Maschinist eingesetzt. Einen kompletten Umbruch habe ich nicht erfahren durch die Krankheit. Ich lebe mein Leben so, wie es ist."

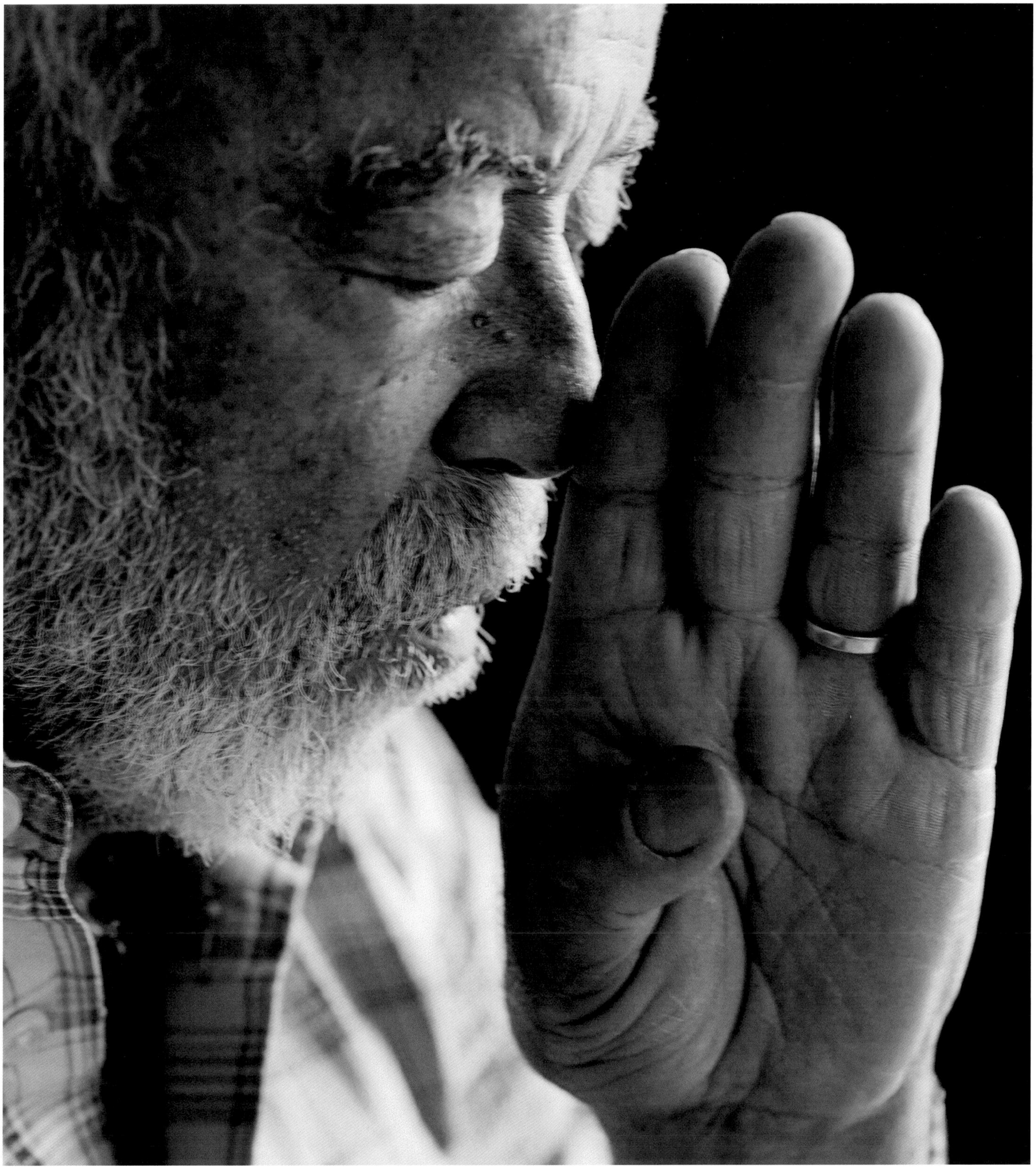

Martin Wegener

Geboren: 1965
Diagnose: 2008

„Ich hoffe auf einen Durchbruch in der medizinischen Forschung."

Besonnen, reflektiert, aber voller Elan und Ideenreichtum. So wirkt Martin Wegener, als er uns in seiner Firmenzentrale begrüßt. Er leitet eine weltweit agierende Unternehmensgruppe mit über 400 Beschäftigten. Gerade kommt er von einer Reise aus Mexiko zurück, wo er eine neue Produktionsstätte eröffnet hat. „Für unser Unternehmen war meine Krankheit vielleicht sogar ein Glücksfall", sagt er nachdenklich. „Auch wenn das vielleicht etwas ungehörig klingen mag." Als klassischer Händler war er zuvor besonders auf seine kommunikativen Fähigkeiten angewiesen. Seine Stimme sei immer sein Aushängeschild gewesen. Und eben jene habe durch die Krankheit sehr gelitten. „Die Art, wie ich jetzt spreche, empfinde ich als langweilig." Unterhaltungen mit ihm sind jedoch keinesfalls langweilig, er ist ein spritziger und eloquenter Gesprächspartner. Nahezu zeitgleich mit seiner Diagnose bekam er das Angebot, eine eigene Produktionsstätte zu übernehmen, und zögerte nicht lange. Statt sich zurückzuziehen, strukturierte er die Firma um. Heute hat er den klassischen Handel reduziert und betreibt stattdessen engagiert eigene Fabriken in Südafrika, in Guatemala und neuerdings auch in Mexiko, in denen er verschiedene Pürees, Säfte und Konzentrate herstellt. Er verheimlicht seine Krankheit nicht. „Meine Mitarbeiter, aber auch meine Geschäftspartner und Berater wissen, dass ich an

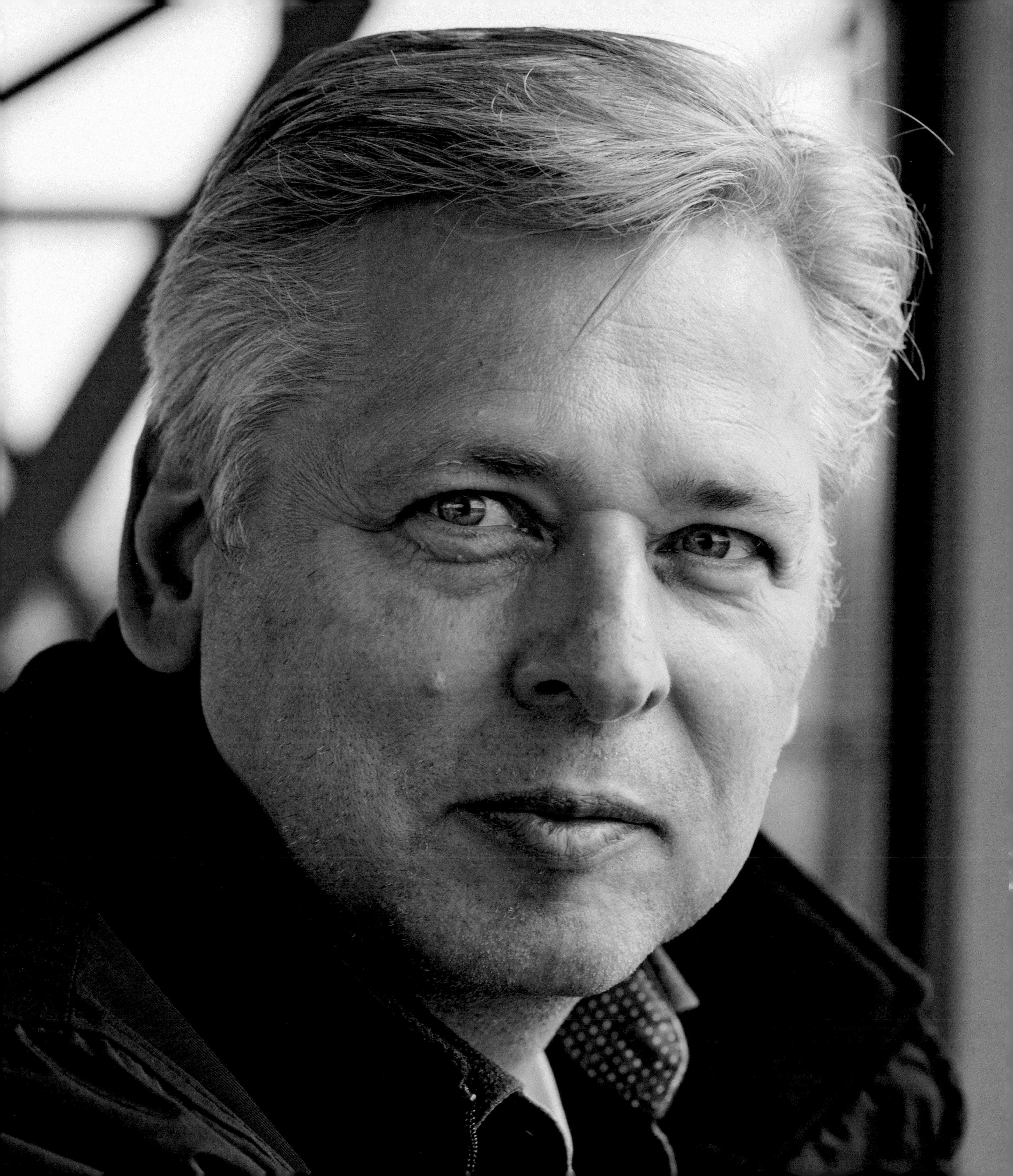

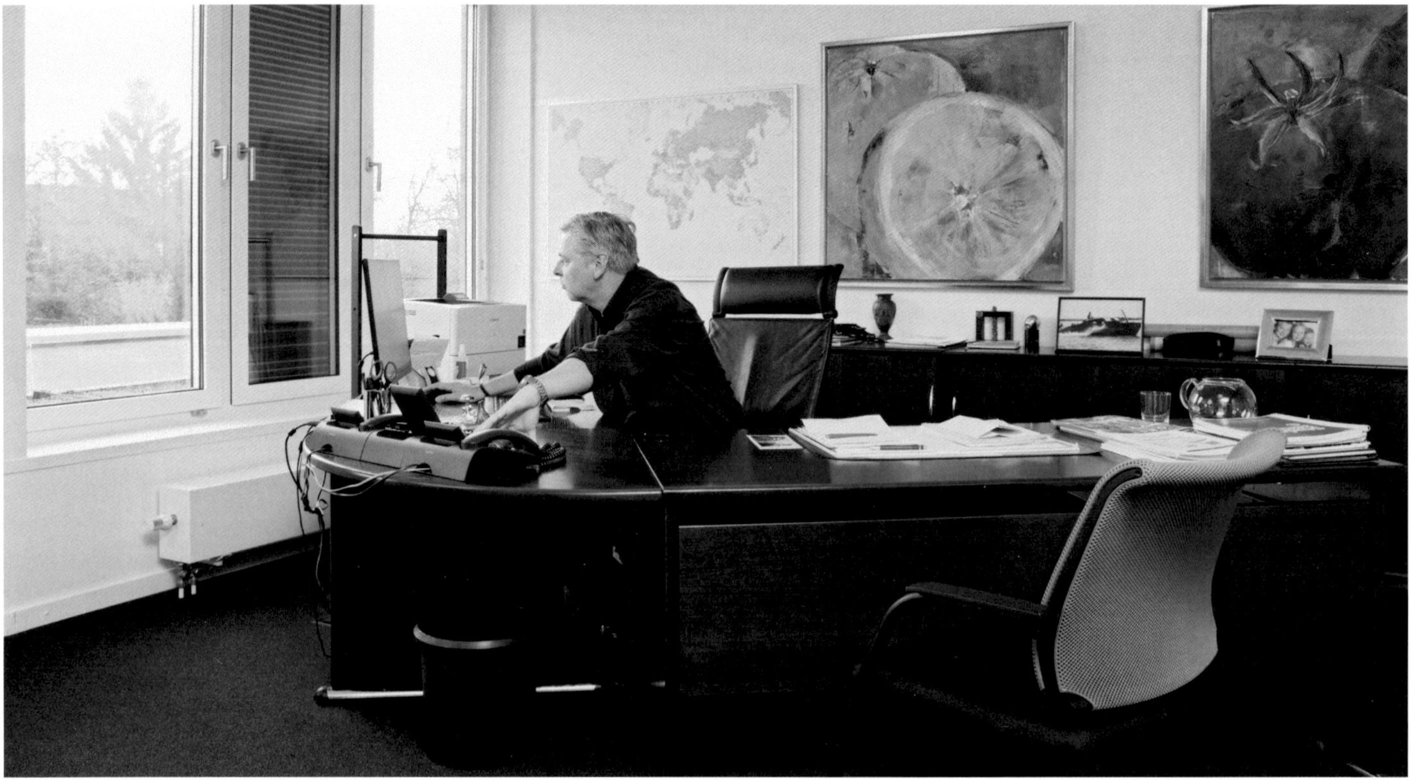

Parkinson erkrankt bin. Die meisten merken ja doch schnell, dass etwas mit mir nicht stimmt. Wenn ich ihnen sage, was los ist, können sie viel besser damit umgehen." Die ersten Anzeichen seiner Krankheit bemerkte er 2008 auf einer Geschäftsreise in Vietnam: „Es fühlte sich an, als ob meine linke Körperhälfte und meine rechte unabhängig voneinander funktionieren würden." Schon zwei Wochen später wusste er, dass er an Parkinson erkrankt war. „Von einem Tag auf den anderen war alles anders, obwohl sich im Grunde durch die Diagnose erst einmal nichts geändert hatte. Aber allein das Wissen, diese Krankheit zu haben, nimmt einen mit." Mit den Medikamenten bekam er seine Symptome – auch das Zittern – zwar in den Griff, doch irgendwann war die medikamentöse Therapie ausgereizt. Da traf er eine Entscheidung, die zu dem einschneidensten Erlebnis seines Lebens führte: Er entschied sich für eine Tiefe Hirnstimulation. In einer zehnstündigen Operation wurden Martin Wegener zwei Elektroden ins Gehirn implantiert. Während des Eingriffs waren die Ärzte auf seine Mithilfe angewiesen. So war er während der gesamten Operation wach und musste unter anderem einfache Bewegungen mit den Händen und Füßen durchführen oder sprechen, um den optimalen Sitz der Sonden zu ermitteln. Seitdem teilt er sein Leben auf in die Zeit vor der OP und in die danach. Durch die Tiefe Hirnstimulation haben seine Symptome extrem abgenommen. Das Zittern spüre er kaum mehr. Wovor er aber Angst habe, sei zu versteifen. Er setzt große Hoffnungen in den medizinischen Fortschritt und verfolgt interessiert die aktuellste Studienlage zu Parkinson. „Momentan fühle ich mich ein wenig wie in einer Warteschleife und hoffe, dass es bald einen Durchbruch in der Forschung gibt."

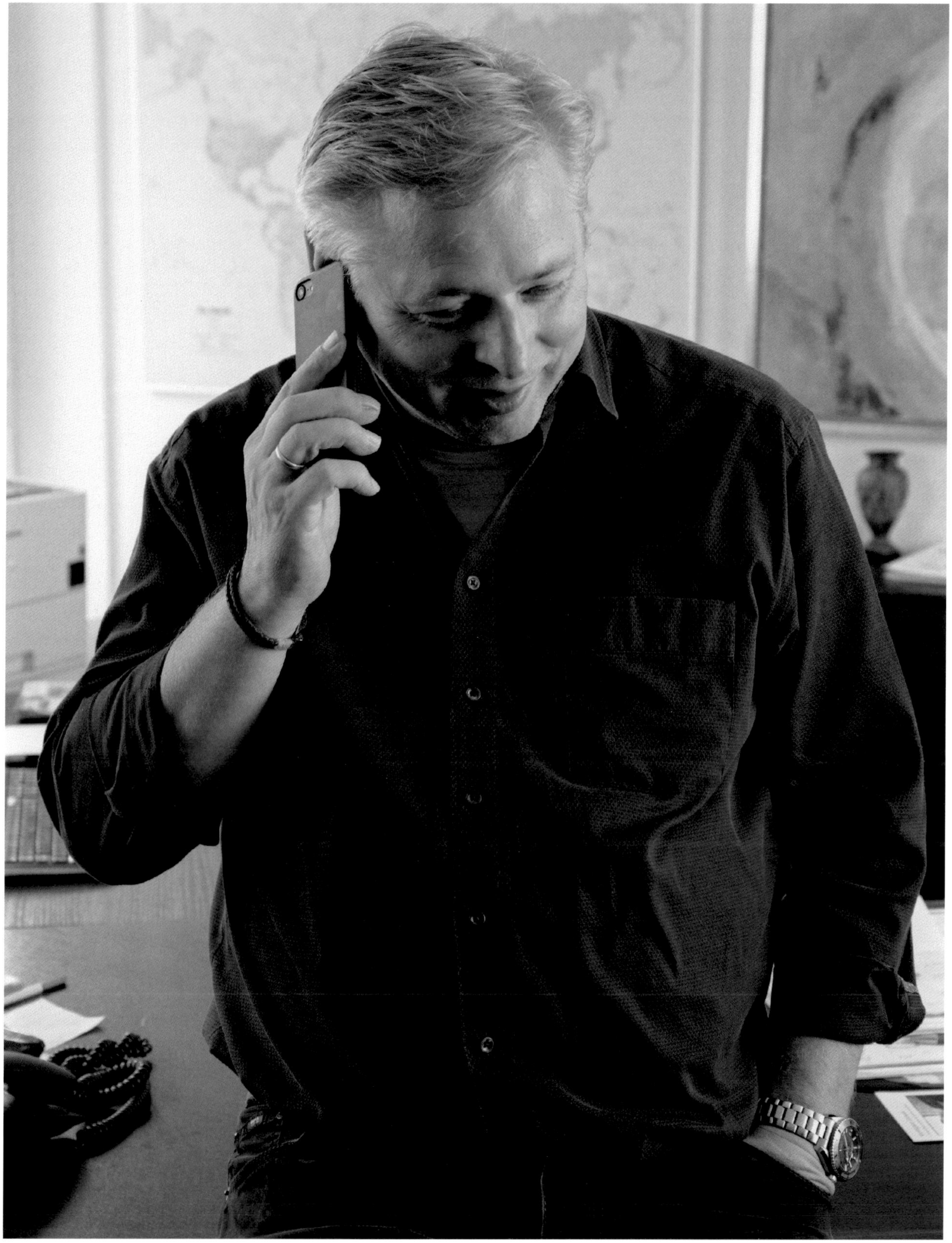

Heidi Büttner

Geboren: 1940
Diagnose: seit 2009 / 10

„Ich kann nicht mehr alleine durch die Welt ziehen, das bedauere ich am allermeisten."

Heidi Büttner liebt das Wandern, immer noch. Auch wenn sie mittlerweile nur noch wenige Meter laufen kann. „Meine Schritte werden immer kleiner. Jetzt komme ich nur noch in Trippelschritten voran. Am liebsten bliebe ich manchmal ganz stehen, aber ich kann wenigstens gehen, ich habe nicht das Gefühl, festgefroren zu sein." Je kleiner ihr Aktionsradius wird, desto mehr fehlen ihr die Natur und die Berge: „Es kommt mir gar nicht so sehr auf das Reisen an, was mir fehlt, ist das Wandern, das habe ich geliebt. Das waren so intensive Erlebnisse, die ich bei den Wanderungen gemacht habe, die werde ich nie vergessen. Ich würde so unglaublich gerne noch einmal eine Bergtour machen, aber es geht nicht. Ich kann nicht mehr alleine durch die Welt ziehen. Und das bedauere ich am allermeisten." Auf den ersten Blick wirkt die schmächtige Frau sehr zerbrechlich. Doch schon nach kurzer Zeit zeigt sich ihre große Kraft und innere Stärke. Die ehemalige Ausbilderin im Berufsförderungswerk weiß sehr genau, was sie will und was sie kann. „Ich sage frei raus, wenn etwas nicht geht." Dass ihre Umgebung das jedoch oftmals nicht akzeptiert, das ärgert sie: „Wenn ich beispielsweise mit Freunden essen gehe, dann weisen sie mir immer den besten Platz zu, am Kopf der Tafel, obwohl ich ihnen schon so oft gesagt habe, dass ich dort gar nicht sitzen will. Lieber habe ich einen Platz, von dem ich mal schnell und unauffällig verschwinden kann." Es ärgert mich, wenn die Menschen nicht hinhören oder meinen, sie wüssten besser, was gut für mich ist."

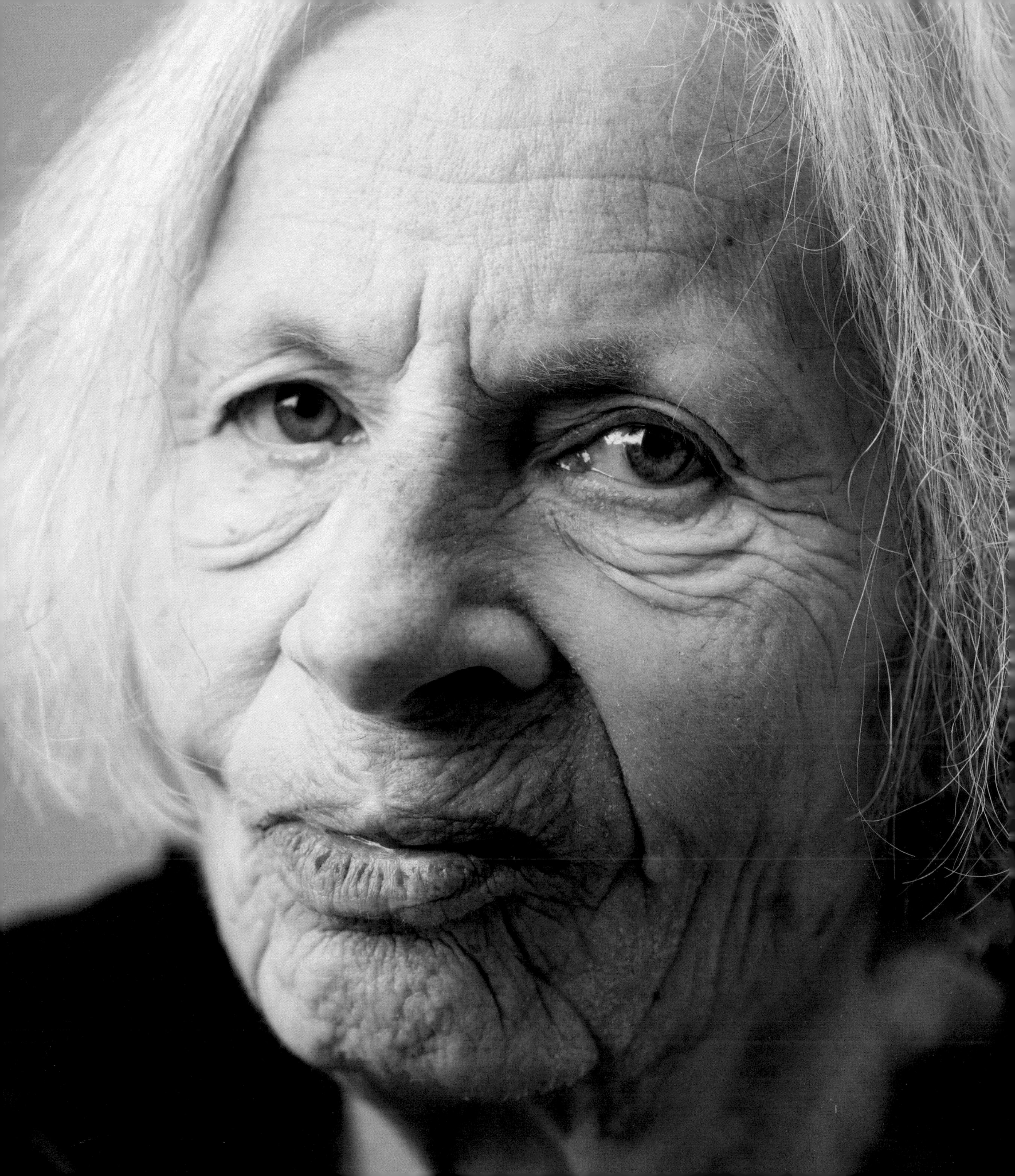

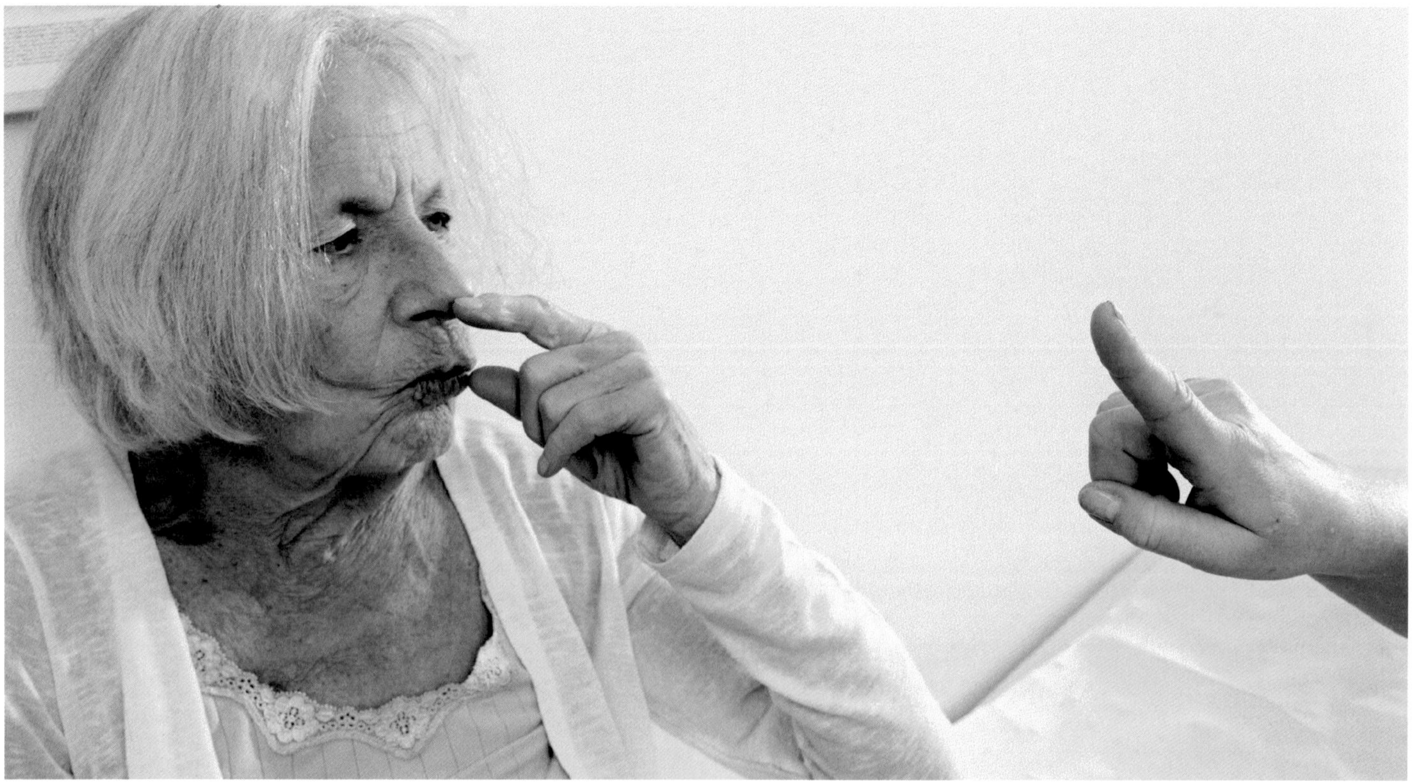

An den Moment, an dem ihr bewusst wurde, dass sie an Parkinson erkrankt ist, kann sie sich noch sehr gut erinnern. „Ich war am Strand mit einem Cousin, der ist Psychologe. Wir schauten auf die Ostsee und unterhielten uns über persönliche Dinge, weil wir uns gut verstehen. Dann zeigte ich ihm meine Hand und fragte ihn, ob er das Zittern auch bemerken würde. ‚Ja', sagte er, ‚das sehe ich. Hast du schon einmal überlegt, was das ist?' Und dann hat dann auf Parkinson getippt. Danach habe ich mich um einen Termin beim Neurologen bemüht." Die Diagnose habe sie zunächst nicht sehr belastet. „Da ich noch keine großartigen Einschränkungen hatte, hat mich das relativ cool gelassen. Und der Neurologe erklärte mir auch bei meinem ersten Besuch, dass ich mich wohl zunächst sogar besser fühlen würde, weil die Medikamente wirken. Das nennen wir die Honeymoon-Phase. Da sind die Leute glücklich, weil sie endlich wissen, was sie haben, und etwas tun können." Mittlerweile trägt Heidi Büttner eine Medikamentenpumpe, die das fehlende Dopamin direkt über einen kleinen Zugang in der Bauchdecke in den Dünndarm abgibt. Die Pumpe ist auf eine kontinuierliche Medikamentenabgabe programmiert, was für einen gleichbleibenden Wirkstoffspiegel im Blut sorgen soll, um Schwankungen der Beweglichkeit zu vermeiden. Ein gelungener Tag sei für sie, wenn die eingestellte Wirkstoffmenge ihre tagesaktuellen Symptome ausreichend behandelt. „Davon gibt es leider nicht allzu viele, denn kein Tag ist wie der andere." Wenn die Bewegungen mühsam werden, dann geht sie im wahrsten Sinne des Wortes dagegen an. „Dann mache ich eine Übung, bei der ich die Arme möglichst hoch schwinge und dabei marschiere. Das bringt mich meist wieder in Gang."

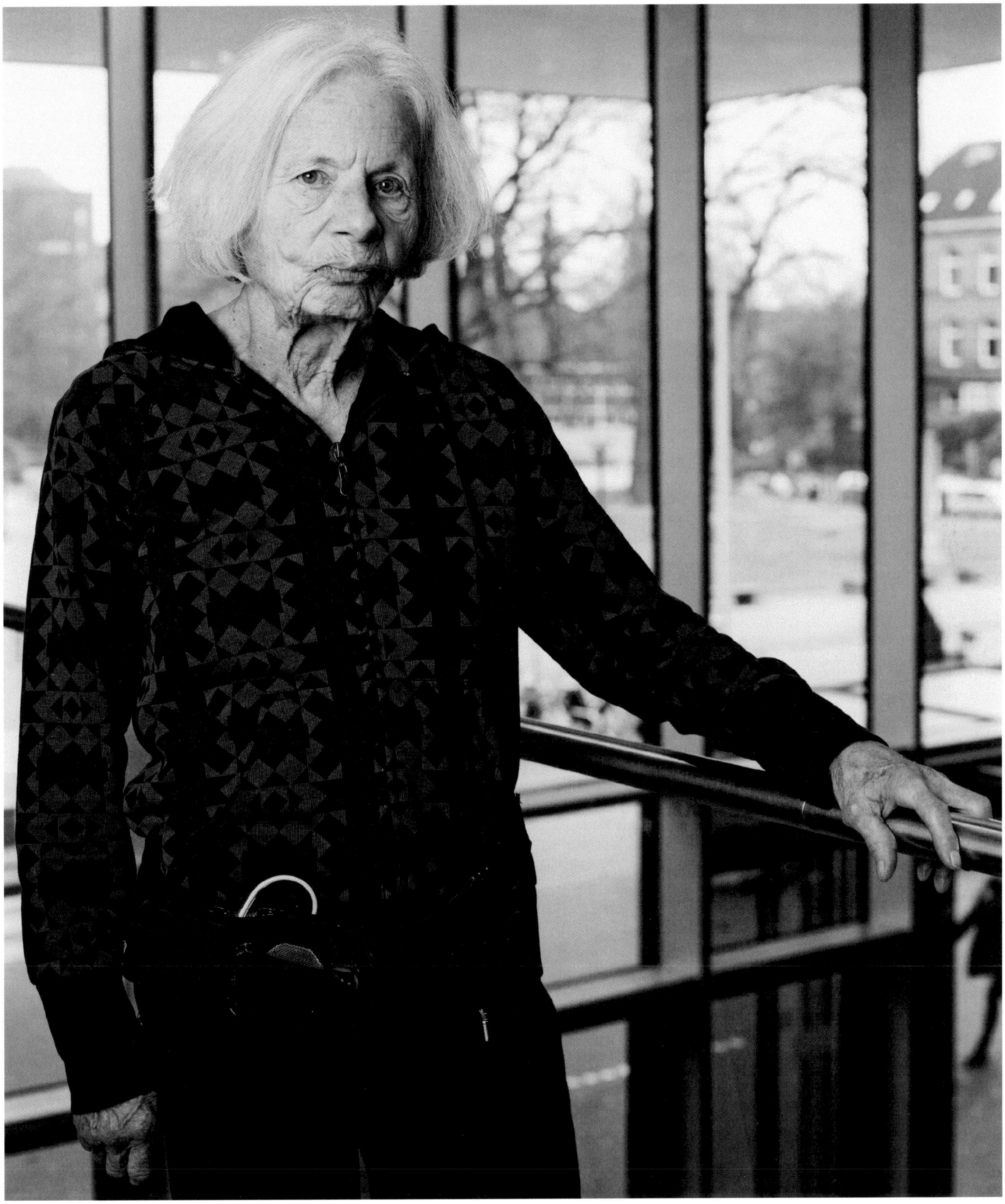

Maik Gühmann

Geboren: 1967
Diagnose: 2007

„Ich habe den Kampf angenommen, ich werde den Kampf gewinnen."

„Der 15. März 2007 hat mein Leben verändert", erzählt er. Es handelt sich um den Tag, an dem Maik Gühmann erfuhr, dass er an Parkinson erkrankt war. Seinerzeit sei er mit seinen damals 39 Jahren einer der jüngsten Parkinson-Erkrankten in Hamburg gewesen. Zunächst einmal habe er versucht, sich von der Diagnose nicht beeinflussen zu lassen: „Ich habe damals sogar noch einmal meinen Job gewechselt und richtig Karriere gemacht als Bezirksmanager in einem großen deutschen Unternehmen." ‚Seinen' Parkinson hat er sich auf den Unterarm tätowieren lassen, die Vorlage dazu hat er selbst gezeichnet. „So habe ich versucht, die Krankheit zu verarbeiten. Und meine Eltern habe ich auch mitgenommen ins Tattoo-Studio, damit die das ebenfalls verarbeiten." Er weiß, wie sehr seine Eltern unter seiner Krankheit leiden. Trotzdem sind sie immer für ihn da. Die Beziehung zu ihnen ist ihm sehr wichtig, insbesondere, da sich viele seiner Freunde und Bekannte in den letzten Jahren von ihm abgewandt haben. „Die haben mehr Probleme mit dieser Krankheit als ich selbst. Die Leute können einfach nicht aufhören, mich zu bemitleiden. Dabei möchte ich Spaß haben, wenn wir zusammen unterwegs sind, tanzen, irgendwas machen. Einfach das machen, was noch geht, nicht über meine Krankheit reden und – vor allen Dingen – so behandelt werden wie früher auch. Ich bin doch kein anderer Mensch, auch wenn ich jetzt Parkinson habe."
Ungefähr acht Jahre nach der Diagnose kam der Zeitpunkt, an dem die Medikamente ihm nicht mehr weiterhelfen konnten. „Ich habe sonst oft vor Hunderten von Leuten gesprochen und plötzlich konnte ich die Worte nicht mehr finden. Ich konnte mir meine Krawatte nicht mehr binden oder die Knöpfe am Hemd schließen. Am Ende konnte ich nicht einmal mehr laufen, ich bin nur noch auf allen vieren durch die Wohnung gekrabbelt." So war er sogar zeitweise auf den Rollstuhl angewiesen. Die Tabletten, die er damals einnehmen musste,

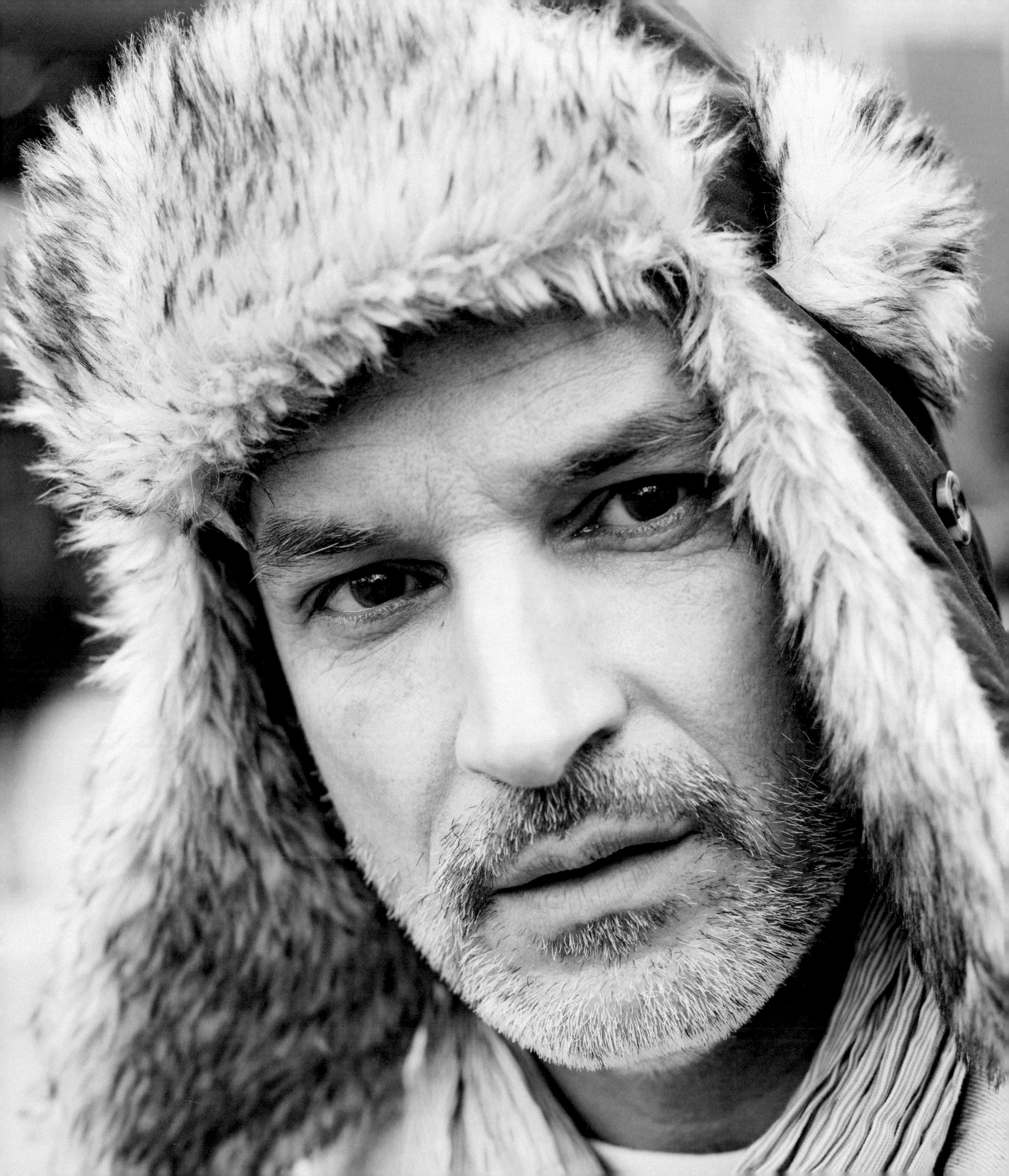

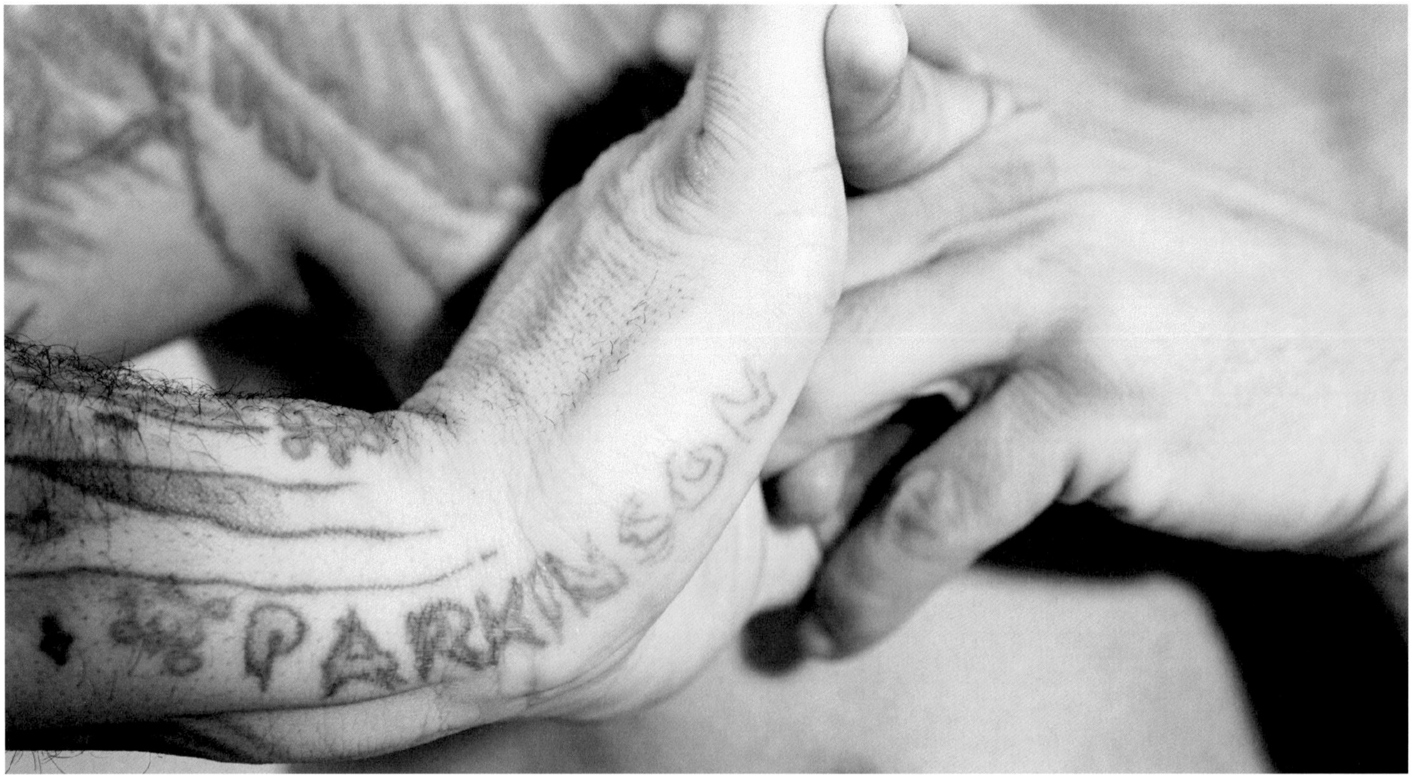

wurden nicht nur immer zahlreicher, sie veränderten auch seine Persönlichkeit. Er wurde spielsüchtig, eine typische Nebenwirkung von Dopaminagonisten. Mittlerweile trägt er ein Gerät zur Tiefen Hirnstimulation. Dadurch konnte die Anzahl der Tabletten, aber auch deren Nebenwirkungen reduziert werden. Die Zeichen der Krankheit sind ihm trotzdem – zeitweise deutlich – anzumerken. Er, der sein Leben lang täglich intensiv Sport betrieben hat, leidet am meisten unter dem so genannten Freezing, dem plötzlichen Erstarren mitten in einer geplanten Bewegung. „Sport – das war mein Leben. Ich bin nicht nur jeden Tag 1000 m geschwommen, ich war auch Tennistrainer, Fußballtrainer und habe fast 40 Jahre lang selbst aktiv Fußball gespielt. Ballsportarten kann ich jetzt fast nicht mehr machen. Ich kann mich nicht mehr auf meinen Körper verlassen. Durch das Freezing klebe ich sozusagen am Fußboden fest, als ob ich mit Magneten unter den Füßen auf Metallplatten stünde." Doch Maik Gühmann ist ein Kämpfer. „Man kann sich doch nicht gehen lassen und muss trotz allem versuchen, Spaß am Leben zu haben." Er ist sportlich aktiv, geht schwimmen, spielt sogar manchmal noch Tennis und vor kurzem hat er seine Liebe zum Billard entdeckt. „Wenn ich da am Tisch stehe, dann geht mein Herz auf. Dieses Konzentrieren, dieses Ruhigbleiben. Nur wenn Kopf und Arme zusammenarbeiten, schaffe ich es, die Kugel richtig zu spielen. Es ist ein sehr anspruchsvoller Sport und er hilft mir unheimlich. Mein großes Ziel ist es, dass ich mich für die deutschen Meisterschaften qualifiziere, für Leute mit Handicap – und das schaffe ich auch!"

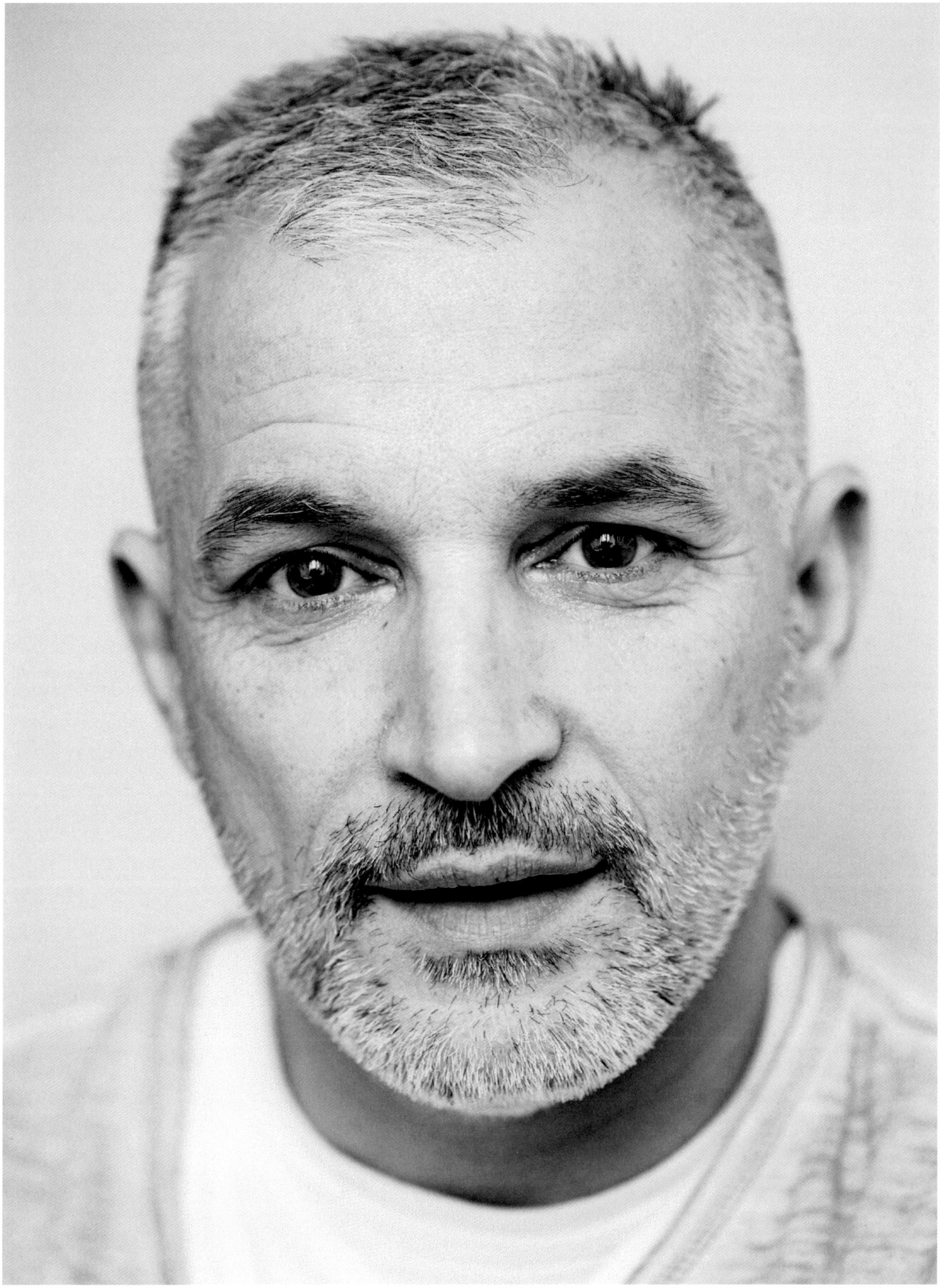

Günter Schröder

Geboren: 1948
Diagnose: 2012

*„Wenn ich etwas mache,
dann mache ich das ordentlich."*

Günter Schröder hat eine bewegte Vergangenheit hinter sich. Der ehemalige Schiffssteward besaß im Laufe seines Lebens mehrere Restaurants, Eiscafés und Imbissbuden an vielen Orten in Norddeutschland – oftmals auch gleichzeitig. Große Gastfreundlichkeit und eine Flexibilität in seinen Geschäftsmodellen zeichneten den gelernten Koch aus. Wenn sich eine berufliche Gelegenheit ergab, hat er sie auch ergriffen. Durch die Krankheit hat sich sein Leben dann total verändert. „Ich habe meinen Landgasthof und alle meine Betriebe aufgegeben." Neben Phasen mit starker Überbeweglichkeit litt er vor allem unter Freezing. „Von der einen Minute zur anderen konnte ich mich nicht mehr bewegen. Zuerst dachte ich in solchen Momenten, die Welt gehe unter. Dann habe ich mich daran gewöhnt und wusste, irgendwann geht es weiter, dann kann ich mich wieder bewegen." Er kann sich noch gut an den Zeitpunkt erinnern, als das Freezing zum ersten Mal bei ihm auftrat. „Ich war beim Joggen mitten im Wald und auf einmal konnte ich keinen Schritt mehr vor den anderen setzten. Zum Glück war gerade ein Waldarbeiter in der Nähe, den ich kannte. Der hat mich dann nach Hause gefahren. Nach einer halben Stunde war dann alles wieder weg." Im Rückblick denkt er jedoch, dass die ersten Symptome bereits einige Jahre zuvor auftraten. „Ich war zweimal im Krankenhaus wegen totaler Erschöpfung. Das muss schon die Krankheit gewesen sein. Und dann waren wir einmal nach einem Theaterbesuch in einer Kneipe mit einer Dartscheibe. An dem Abend habe ich noch nicht einmal das Board getroffen, obwohl ich immer ein guter Spieler war."

Seit 2012 hat er die sichere Gewissheit, an Parkinson erkrankt zu sein. Es war ein langer und beschwerlicher Weg bis zur Diagnosestellung. „Ich fühlte mich über längere Zeit ganz schlapp, das war völlig untypisch für mich. Zunächst hatten die Ärzte eine Blutkrankheit vermutet, aber ich war mir sicher, dass es das nicht war." Er habe sich dann so lange untersuchen lassen, bis die Ursache

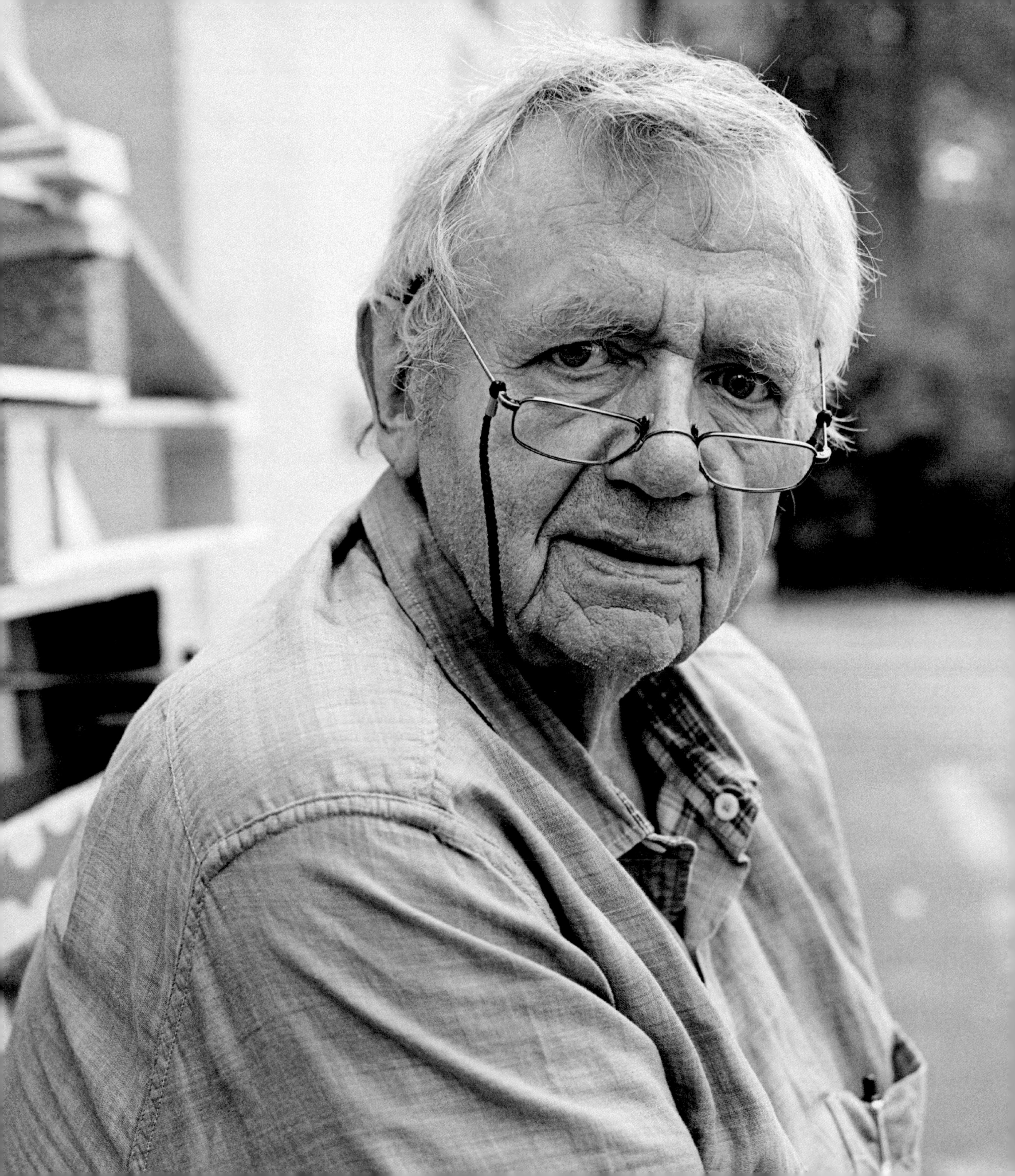

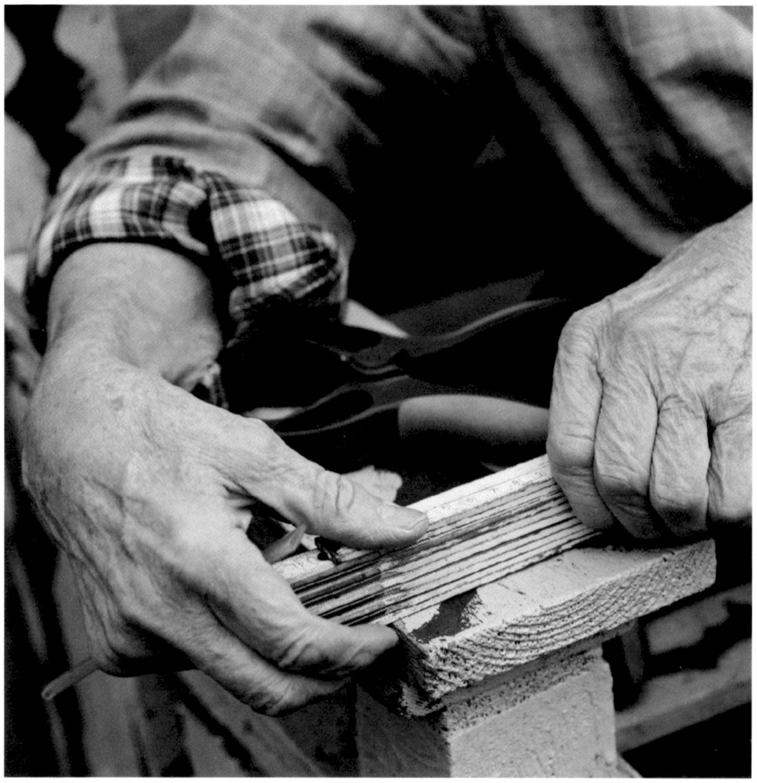

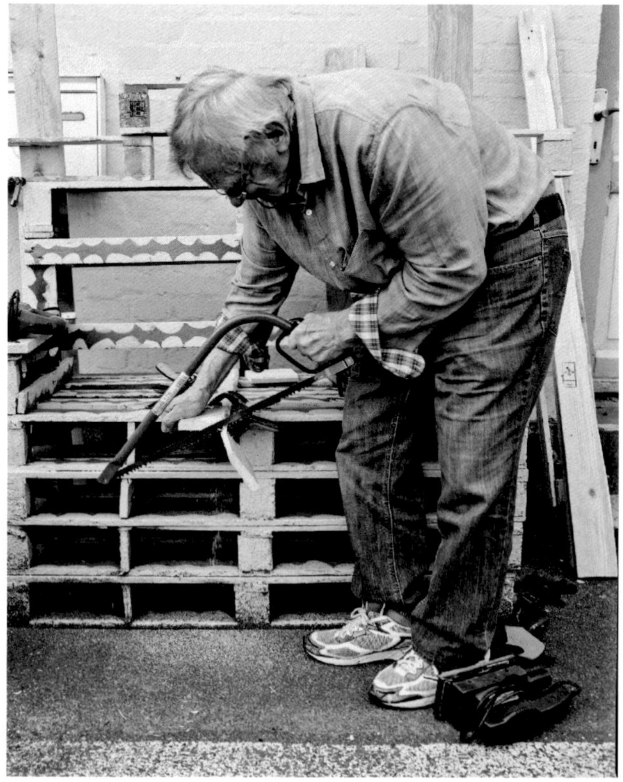

für seine Beschwerden endlich gefunden war. Die Diagnose Parkinson hat ihn jedoch erstmal nicht sehr geschockt. „Ich wusste gar nicht, was Parkinson überhaupt bedeutet. Das Einzige, was mir dazu einfiel, war, dass ich diese Erkrankung früher auch mal bei Joe Cocker vermutet habe." Dass ihm ausgerechnet ein Musiker in den Sinn kam, ist kein Zufall. Musik ist ihm wichtig. Auch wenn er selbst kein Instrument spielt, in seinen Restaurants hatte er oftmals diverse Bands und Kapellen zu Gast. Heute trifft er sich hin und wieder mit Juan, einem Musiker mit kolumbianischen Wurzeln. Verschmitzt berichte er von ihrem Kennenlernen: „Ich habe Juan einfach auf dem Bahnhof angesprochen. Wir haben einen Deal gemacht, dass ich ihm Deutsch beibringe und er mir das Mundharmonikaspielen. Das war vor einigen Monaten. Juan kann immer noch kein Deutsch und ich immer noch nicht Mundharmonika spielen, aber wir sind befreundet und machen ab und zu Musik zusammen."

Seine große Leidenschaft ist das Werken mit Holz. Er baut Regale und Schrankwände aus Europaletten. „Ich habe mir gerade ein Bücherregal gebaut, ohne Maßband, ohne Zollstock. Das Problem ist nur: Ich kann nicht aufhören, wenn ich am Basteln bin, dann mache ich so lange weiter, bis gar nichts mehr geht. Ich bin dann wie in einem Rausch." Er baut nicht nur Möbel, er malt auch gerne. Und in seinem Arbeitszimmer stehen Regalmeter an Aktenordnern – alle prall gefüllt mit kleinen Geschichten und Anekdoten aus seinem bewegten Leben. „Ich bin dabei, alles aufzuschreiben. Auch meine Bilder sortiere ich jetzt. Durch die Diagnose ist mehr Ruhe in mein Leben eingekehrt und ich habe endlich Zeit für andere Dinge als die Sorgen um meine Geschäfte."

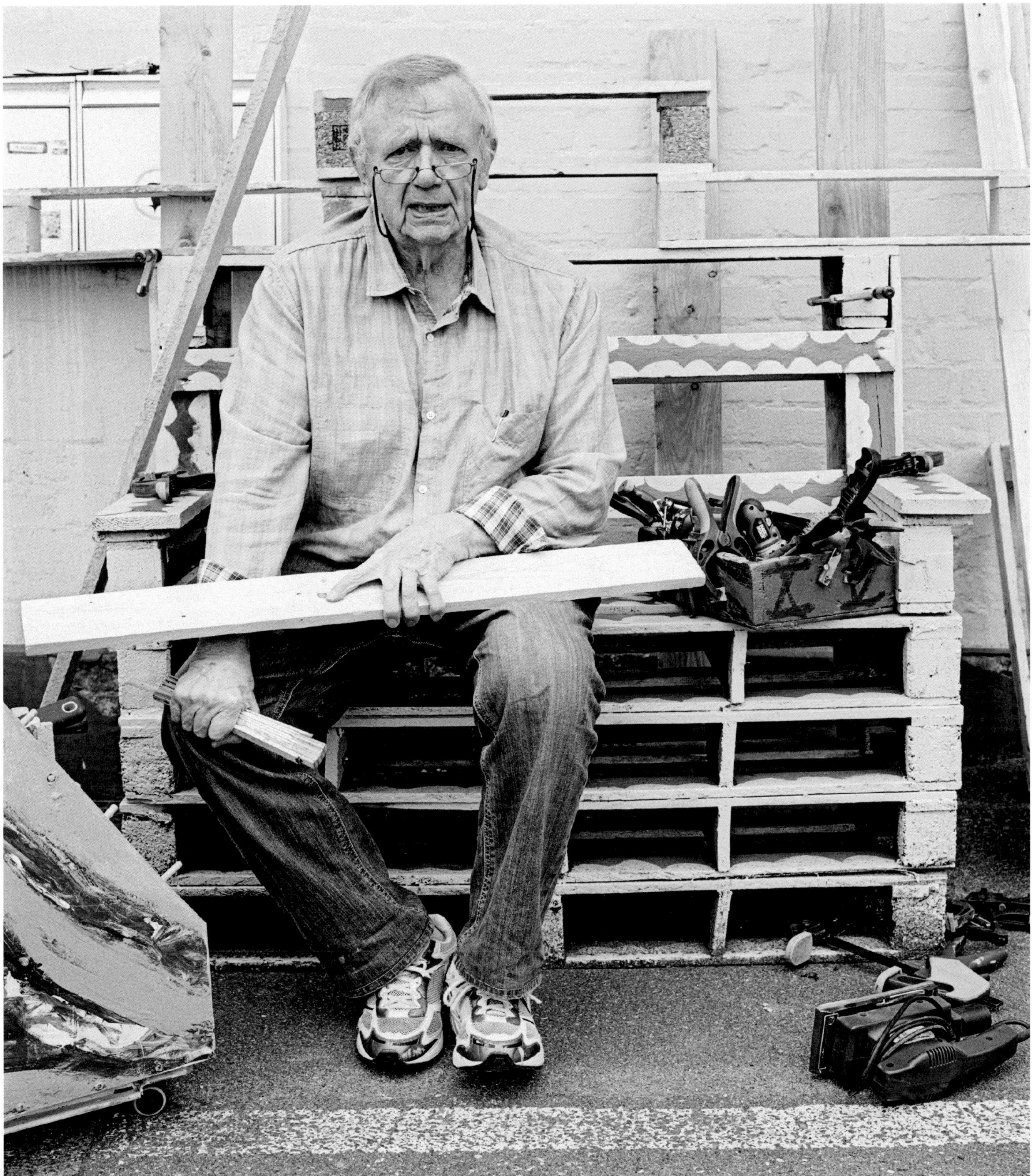

Margrit Klingberg

Geboren: 1941
Diagnose: 2005

„Ich sehe das Leben sehr nüchtern und so betrachte ich auch meine Krankheit."

Margrit Klingberg ist eine sehr sachliche Frau. Und das ist auch ihre Art, mit dem Parkinson umzugehen. Als ehemalige Bilanzbuchhalterin hat sie lange Jahre auch über ihre Krankheit akribisch Buch geführt. „Heute Schwierigkeiten beim Aufstehen", „Wirkung des Dopamin ließ schon mittags nach" – das Journal liest sich fast wie eine Krankenakte. „Ich habe immer alles sachlich gemacht, auch diese Aufzeichnungen." Gefühle hätten bei ihr nie so im Vordergrund gestanden. Heute hilft das der ehemals passionierten Sportlerin, ihren durch die Erkrankung immer kleiner werdenden Aktionsradius zu akzeptieren. „Insbesondere Tischtennis war die Leidenschaft meiner jungen Jahre. Ich bin früher durch den Sport viel herumgekommen und durfte auch die Stadt Hamburg auf Städtekämpfen vertreten." Seit 2016 wohnt sie in einer Seniorenwohnanlage. Kurz zuvor hatte sie Elektroden zur Tiefen Hirnstimulation eingesetzt bekommen, da sich die Symptome mit den Medikamenten nicht mehr ausreichend behandeln ließen. Sie litt schon bei kleinsten Dosierungen stark unter Überbewegungen und auch der Verdauungstrakt hat die vielen Pharmazeutika nicht vertragen. Hinzu kamen psychische Probleme, ausgelöst durch eine der Tabletten. Sie litt unter Halluzinationen. „Das war dann so eine der Phasen, in denen ich gar nicht mehr alleine sein wollte. Dann endlich habe ich mich zu der Operation durchgerungen. Danach ging es mir viel besser und die Medikamente konnten deutlich reduziert werden." Trotzdem beschloss die Seniorin, in die Wohnanlage zu ziehen. „Ich hätte zwar gerne noch mehr Kontakte hier im Heim, habe aber auch

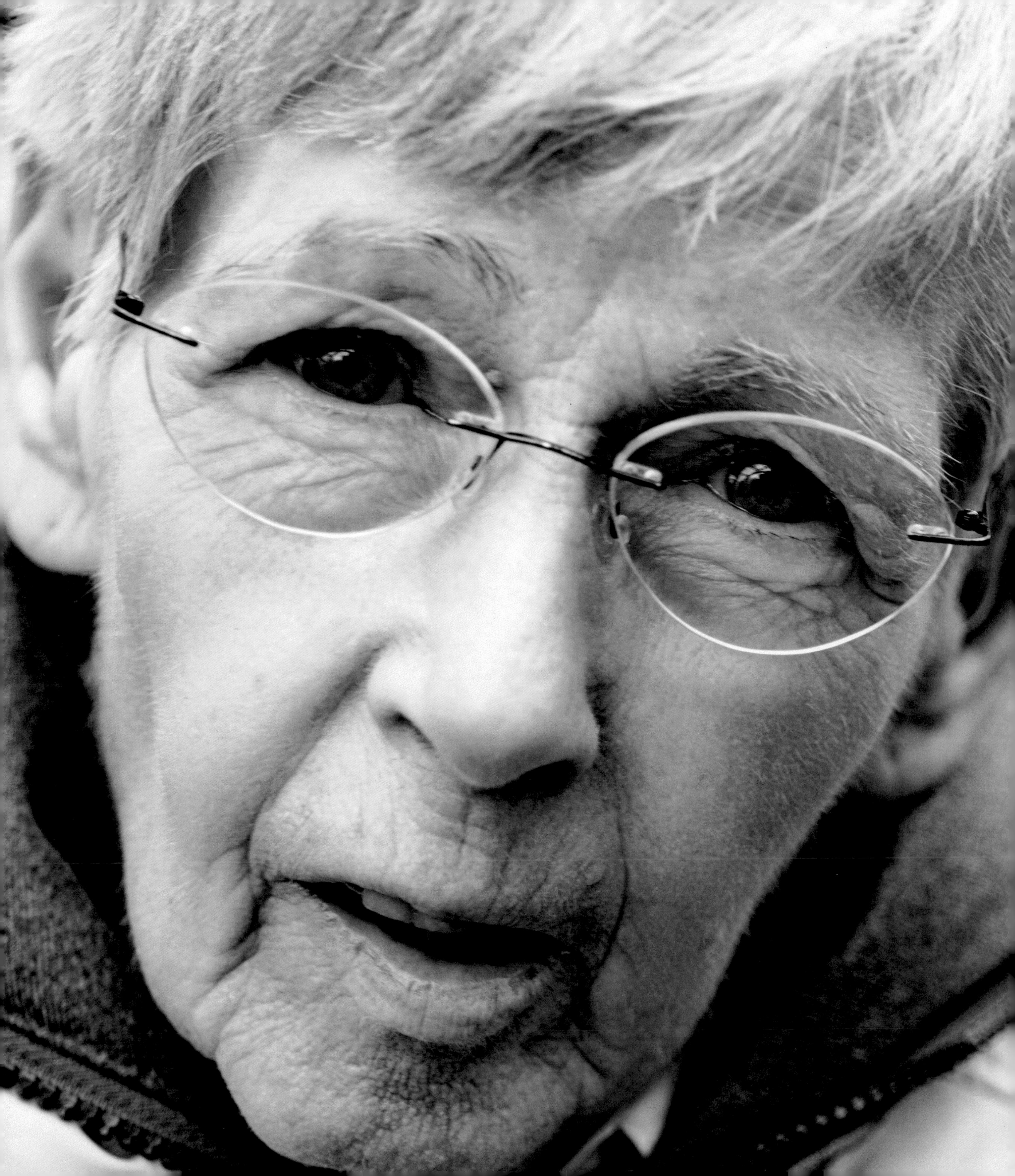

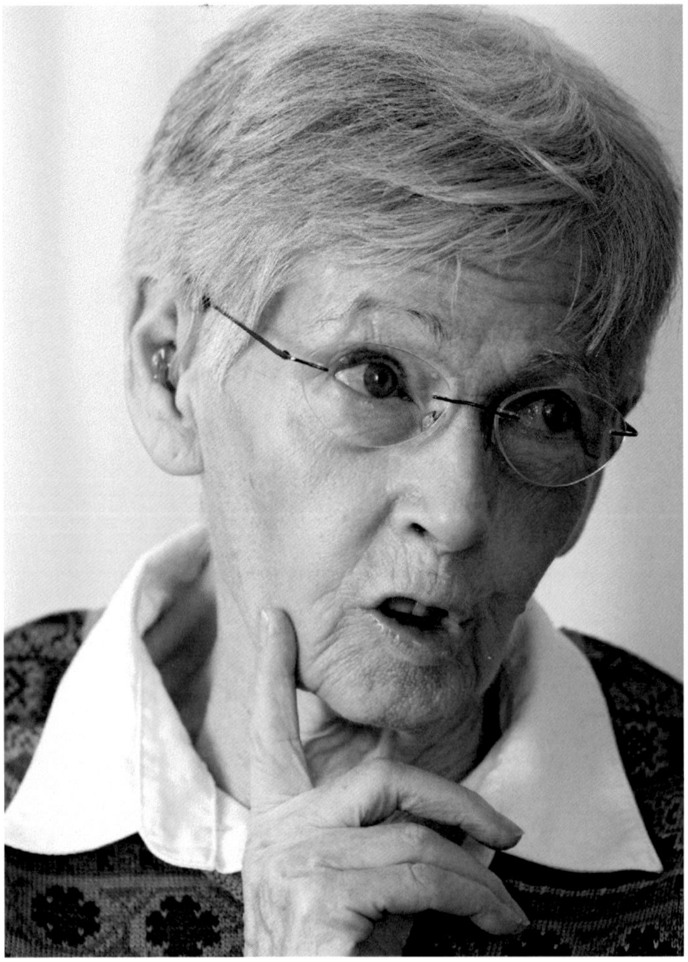

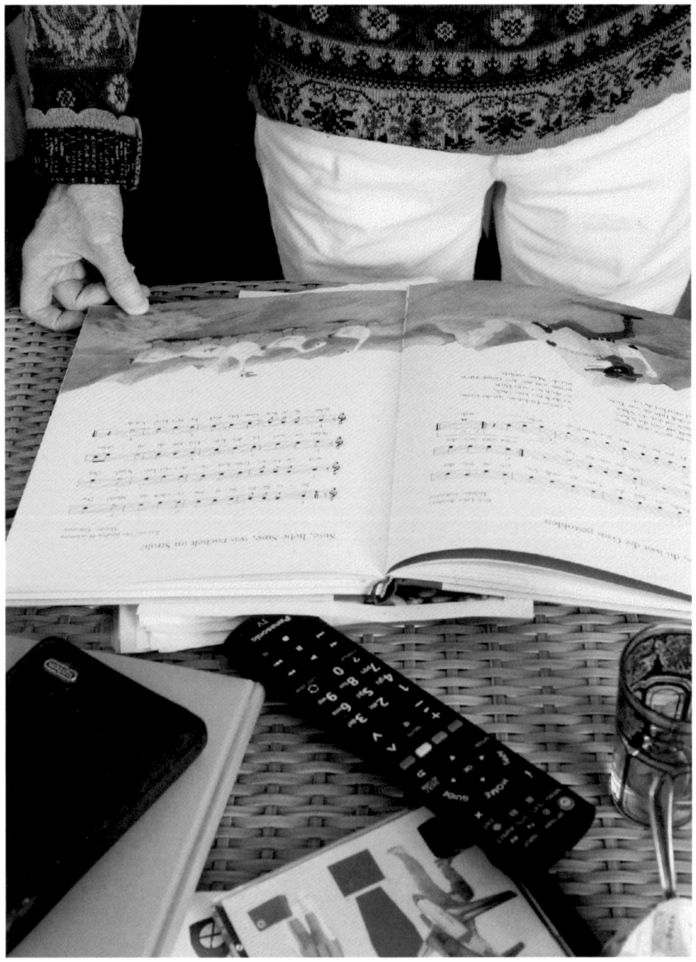

so einen sehr großen Freundeskreis." Und mit dem trifft sie sich weiterhin regelmäßig zum Doppelkopfspielen – und im vergangenen Sommer hat sie sogar noch mit einer Freundin im Garten der Altenwohnanlage Tischtennis gespielt.

Nicht nur das Bewegen, auch das Sprechen fällt Margrit Klingberg mittlerweile schwer, dennoch arbeitet sie mit Nachdruck daran, verstanden zu werden. Sie kämpft um jedes Wort, um ihr Leben mit Parkinson zu beschreiben. Ihre Tochter hilft: „Das Verständnis für die Parkinson-Krankheit ist sehr gering, weil die meisten Menschen sie nicht kennen. Und ein Parkinson-Kranker ist ja zu bestimmten Zeiten ganz normal leistungsfähig und zu anderen eingeschränkt. Und das verstehen die meisten nicht. Die denken, dass, wenn es ihr jetzt gut geht, es ihr in vier Stunden doch auch gut gehen müsse. Die wissen nicht, dass es Schwankungen im Tagesverlauf gibt und erkennen nicht die Grenzen der Belastbarkeit." An die ersten Anzeichen der Krankheit erinnert sich Margrit Klingberg noch genau: „Das war bei meiner Nachbarin Tina im Garten in Plön. Ich saß auf der Terrasse. Mein rechter großer Zeh, der wackelte die ganze Zeit – und nur der, das war wirklich ganz komisch." Im Dezember 2005 wurde bei ihr Parkinson diagnostiziert, „aber ich habe gesagt, ich fahre jetzt erst einmal nach Australien und danach können wir dann mit der Behandlung anfangen." Und so reiste sie mit Freunden für sieben Wochen ans andere Ende der Welt. Von ihrer Krankheit war ihr zu diesem Zeitpunkt nur wenig anzumerken. „Meine Freunde haben mich manchmal dazu angehalten, ich solle ein wenig schneller gehen. Ich war wohl ein wenig langsamer als früher, aber sonst war nichts."

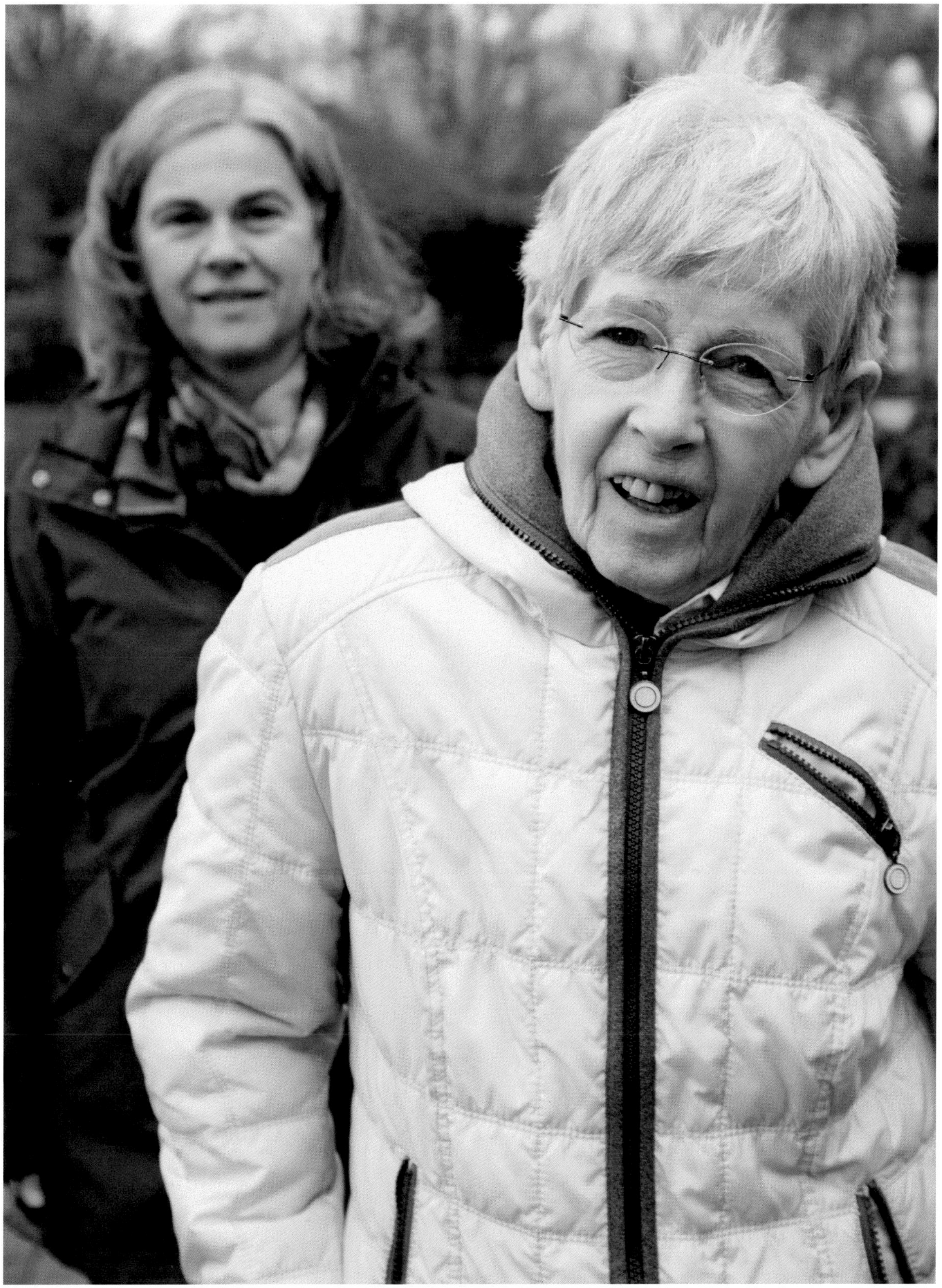

Danksagung

Wir möchten uns herzlich bei all denjenigen bedanken, die es durch ihre finanzielle Unterstützung erst möglich gemacht haben, dass dieser Bildband entstanden ist. Insbesondere gilt unser Dank den Firmen AbbVie und Licher MT sowie dem Ehepaar Claus und Renate Danger. 20 % des Erlöses aus dem Buchverkauf gehen als Spende an die Parkinson-Tagesklinik des Universitätsklinikums Hamburg-Eppendorf.

Impressum:
Herausgeber:
Universitätsklinikum Hamburg-Eppendorf,
Klinik & Poliklinik für Neurologie
1. Auflage 2020

Gestaltung: Michael de Maizière
Druck und Bindung: Ruksaldruck GmbH & Co. KG, Berlin

Unter Mitwirkung von: Prof. Dr. Carsten Buhmann,
Prof. Dr. Christian Gerloff, Beate Schönwald
Printed in Germany

ISBN: 978-3-455-00930-9

Im Buchhandelsvertrieb der
HOFFMANN UND CAMPE VERLAG GmbH,
Hamburg, www.hoca.de

HOFFMANN UND CAMPE

Ein Unternehmen der
GANSKE VERLAGSGRUPPE